国家级继续医学教育项目教材

中华医学会基层卫生人才培训工程丛书

U0293801

护理质量评价标准

主　编　祝成红　王　琳　杨春玲　侯岩芳　杨　燕

副主编　汤海燕　刘玉峰　李伟伟　李素芳　吴　娱

　　　　张贵华　范凤芝　侯岩芳　贾立英　高永翠

　　　　焦雪梅

编　委　（以姓氏笔画为序）

卫　冰	马虹颖	王承竹	王蔚然	叶　奇
叶　梅	冯瑞娟	仲　艳	刘云娥	汤海燕
孙贝贝	李士芝	李伟伟	李华丽	李素芳
李瑞博	杨淑云	吴　娱	沈志奇	宋　卜
宋　庆	宋丽娟	宋丽萍	宋艳琴	张小燕
张伟伟	张伟强	张建国	张贵华	张秋红
陈　立	陈　洁	范凤芝	范泽云	林文静
郑燕芳	侯岩芳	袁小莲	贾立英	贾晶丽
高永翠	焦雪梅			

中华医学电子音像出版社

CHINESE MEDICAL MULTIMEDIA PRESS

北　京

图书在版编目（CIP）数据

护理质量评价标准/祝成红等主编. 一北京：中华医学电子音像出版社，2020.5

ISBN 978 - 7 - 83005 - 262 - 1

Ⅰ.①护…　Ⅱ.①祝…　Ⅲ.①护理－质量评价－标准　Ⅳ.①R47-65

中国版本图书馆 CIP 数据核字（2019）第 217283 号

护理质量评价标准

HULI ZHILIANG PINGJIA BIAOZHUN

主　　编：祝成红　王　琳　杨春玲　侯岩芳　杨　燕

策划编辑：赵文羽

责任编辑：赵文羽　周寇扣

校　　对：张　娟

责任印刷：李振坤

出版发行：中华医学电子音像出版社

通信地址：北京市西城区东河沿街 69 号中华医学会 610 室

邮　　编：100052

E - mail：cma-cmc@cma.org.cn

购书热线：010-51322675

经　　销：新华书店

印　　刷：北京虎彩文化传播有限公司

开　　本：787mm×1092mm　1/16

印　　张：7.75

字　　数：124 千字

版　　次：2020 年 6 月第 1 版　2020 年 6 月第 1 次印刷

定　　价：52.00 元

内容提要

　　本书由多年从事临床护理管理工作的专家编写，全书共 6 章，主要内容包括护理质量概述、护理质量评价、护理质量管理核心制度、护理质量评价内容及标准、专科护理质量评价标准、临床护理单元护理质量评价标准等，书末附有护理文书规范以方便读者使用。本书内容简洁、实用，对临床规范护士操作技能、提高护理质量和管理水平大有裨益，可供基层护理管理人员、各科护士阅读参考，也可作为护理人员继续医学教育的培训用书。

前　言

　　为了提高基层医院护理管理者的管理能力,帮助大家更好地理解和落实护理质量标准的内容与内涵,规范护理从业人员的行为,为临床工作提供指导,本书组织具有丰富教学和管理经验的护士长围绕护理管理质量评价各个环节和专科质量检查要点进行编写。本书内容紧跟临床护理工作的发展和需要,结合等级医院评审标准及国家相关行业标准指南,对基层常用护理质量评价标准进行了规范,突出基层护理以"实用"为主的特点。

　　本书共分 6 章,系统介绍了护理质量管理的概念、制度,质量管理组织的职责与工作内容,质量考评相关内容及标准,专科及临床护理单元质量考评标准等内容,从质量管理理论到质量检查表单的设置,从专项护理质控标准到具体的科室质量检查指标均逐一进行了详细介绍,内容丰富,实用性强。

　　本书在编写过程中,得到了多位专家及医疗机构的大力支持与协作,学习并引用了同行的学术成果。引用的资料大部分列入书末的参考文献,但仍有部分因引用源不确切,无法逐一列入文献,在此,对原作者深表感谢及歉意。

　　受编者水平所限,对书中存在的不妥或错误之处,敬请广大读者惠予指正。

祝成红

2019 年 12 月

目　录

第1章

护 理 质 量

第一节　概　　述

一、护理质量管理的概念

(一)质量概念

质量通常有两种含义:一是指物体的物理质量;二是指产品、工作或服务的优劣程度。现在讲的护理质量用的是后者。从后者的定义可以看出,质量不仅指产品的质量,也包括服务质量。服务既包括技术性服务,也包括社会性服务。在医疗护理服务中,既有技术服务质量,也有社会服务质量。质量概念产生于人们的社会生产或社会服务中。质量具有以下特性。

1. 可比较性　是指质量是可分析比较和区别鉴定的。同一服务项目有的深受用户满意,有的导致用户意见很大。同一规格、型号的产品有的加工精细,有的粗糙,有的使用寿命长,有的寿命短,这种差别是比较的结果。人们可运用比较与鉴别的方法来选择质量好的产品和服务。因而,人们对产品或服务质量预定的标准,便于他们进行对比、鉴定。有的产品或服务可以进行定量分析,有的产品或服务只能进行定性分析,我们由此分别称之为计量质量管理和计数质量管理。在医院管理中,对生化的质量控制、药品质量控制是计量质量管理,而更多的是定性分析和计数判定的质量管理。

2. 客观规定性　质量有其自身的形成规律,人们是不能强加其上的。客观标准必须符合客观实际,离开客观实际需要的质量标准是无用的。质量受客观因素制约,在经济和技术发达的国家或地区所生产的产品及所提供的服务质量要比经济技术不发达的国家或地区要好。同一经济和技术水平的行业和部门人员素质高,管理科学严格,其产品质量或服务质量就好,相反就差。由此可见质量的客观规定性。

(二)护理质量管理

所谓护理质量,是指护理工作为患者提供护理技术和生活服务效果的程度,即护理效果的好坏反映护理质量的优劣。护理质量是护理工作"本性"的集中体现。护理质量反映在护理服务的作用和效果方面。它是通过护理服务的计划和实施过程中的作用、效果的取得经信息反馈形成的,是衡量护理人员素质、护理领导管理水平、护理业务技术水平和工作效果的重要标志。有关专家认为,医院护理质量包括以下几个方面:①是否树立护理观念,即从患者整体需要去认识患者的健康问题,独立主动地组织护理活动,满足患者的需要;②患者是否达到接受检诊治疗、手术和自我康复的最佳状态;③护理诊断是否全面、准确,是否随时监护病情变化及心理状态的波动和变化;④能否及时、全面、正确地完成护理程序、基础护理和专科护理,且形成完整的护理文件;⑤护理工作能否在诊断、治疗、手术、生活服务、环境管理及卫生管理方面发挥协同作用。护理质量管理按工作所处的阶段不同,可分为基础质量管理、环节质量管理和终末质量管理。

1. 基础质量管理　包括人员、医疗护理技术、物质、仪器设备、时间的管理。

(1)人员:人员素质及行为表现是影响医疗护理质量的决定因素。人员的思想状况、行为表现、业务水平等都会对基础医疗质量产生重要影响,而医务人员的业务水平和服务质量则起着至关重要的作用。

(2)医疗护理技术:包括医学和护理学理论、医学和护理学实践经验、操作方法和技巧。医、护、技、生物医学和后勤支持系统等高度分工和密切协作,各部门既要自成技术体系,又要互相支持配合,才能保障高水平的医疗护理质量。

(3)物质:医院所需物质包括药品、医疗器械消毒物品、试剂、消耗材料及生活物质等。

(4)仪器设备:现代医院的仪器设备对提高医疗护理质量起着重要作用。包括直接影响质量的诊断检测仪器、治疗仪器、现代化的操作工具、监护设备等。

(5)时间:时间就是生命,时间因素对医疗护理质量具有十分重要的影响。它不仅要求各部门通力合作,更主要的是体现高效率,各部门都要争分夺秒,为患者提供及时的服务。

2. 环节质量管理　是保证医疗护理质量的主要措施之一,是各种质量要素通过组织管理所形成的各项工作能力。环节质量管理包括对各种服务项目、工作程序或工序质量进行管理。

3. 终末质量管理　是对医疗护理质量形成后的最终评价,是对整个程序或工序质量进行管理。每一单项护理工作的最后质量,可以通过某种质量评价方法形成终末医疗质量的指标体系来评价。终末质量管理虽然是对医疗质量形成后的评价,但它可将信息反馈于临床,对下一循环的医疗活动具有指导意义。

二、护理质量管理的意义

护理质量管理是护理工作必不可少的重要保证。护理工作质量的优劣直接关系到服务对象的生命安危,因此,护理质量保证是护理工作开展的前提。提高护理工作质量是护理管理的核心问题,通过实施质量管理、质量控制,可以有效地保证和提高护理质量。另外,护理质量是医院综合质量的重要组成部分,实施护理质量管理是促进医疗护理专业发展、提高科学管理的有效举措。随着现代医学科学的发展,护理工作现代化也势在必行,现代医学模式要求护理工作能提供全面的、整体的、高质量的护理,以满足患者身心各方面的需求,这就不仅要求护理人员全面掌握知识,提高专业水平,而且要有现代化的质量管理。建立质量管理体系是现代化管理的重要标志,所以,护理质量管理不仅对开展护理工作具有重要意义,而且对于促进护理学科的发展和提高人员的素质也具有深远意义。

三、护理质量管理的特点

(一)护理质量管理的广泛性和综合性

护理质量管理具有有效服务工作质量、技术质量、心理护理质量、生活服务质量及环境管理、生活管理、协调管理等各类管理质量的综合性,其质量管理的范围是相当广泛的。因此,不应使护理质量管理局限在临床护理质量管理的范围内,更不应该仅是执行医嘱的技术质量管理。这一特点,充分反应了护理质量管理在医院服务质量管理方面的主体地位。

(二)护理质量管理的程序性与连续性

护理质量是医疗质量和整个医院工作质量中的一个大环节的质量。在这个大环节中,又有若干工作程序质量。例如,中心供应室的工作质量就是一道完整的工作程序质量,临床诊断、治疗等医嘱执行的技术质量,也是这些诊断、治疗工作质量的工作程序质量。工作程序质量管理的特点是在质量管理中承上启下,其基本要求就是对每一道工作程序的质量进行把关。不论护理部门各道工作程序之间或是护理部门与其他部门之间,都有工作程序的连续性,都必须加强连续的、全过程的质量管理。

(三)护理质量管理的协同性与独立性

护理工作既与各级医师的诊断、治疗、手术、抢救等医疗工作密不可分,又与各医技科室、后勤服务部门的工作有着密切联系。大量的护理质量问题,都从它与其他部门的协调服务和协同操作中表现出来,因此,护理质量管理必须加强与其他部门协同管理。另外,护理质量不只是协同性的质量,更有其相对的独立性,因此,护理质量必须形成一个独立的质量管理系统。

第二节　护理质量管理的基本方法

一、质量管理的基本工作

进行质量管理工作必须具备的一些基本条件、手段和制度,是质量管理的基础。护理质量管理也不例外。首先,要重视质量教育,使全体人员树立"质量第一"的思想。质量管理教育包括两个方面:一是技术培训;二是质量管理的普及宣传和思想教育。通过教育要达到以下目的:①克服对质量管理认识的片面性,进一步理解质量管理的意义,树立质量管理人人有责的思想;②使每个护理人员掌握有关的质量标准、管理方法和质量管理的工具,如会看图表等;③使全体人员弄清质量管理的基本概念、方法及步骤。除进行质量管理教育外,还要建立健全质量责任制,即将质量管理的责任明确落实到各项具体工作中,使每个护理人员都明白自己在质量管理中所负的责任、权力、具体任务和工作关系,在其位,任其责,形成质量管理的体系,并与奖惩制度联系起来。

二、质量管理的工作循环

全面质量管理保证体系运转的基本方式是以计划-实施-检查-处理(PDCA)的科学程序进行循环管理的。它是 20 世纪 50 年代由美国质量管理专家戴明根据信息反馈原理提出的全面质量管理方法,故又称戴明循环。

(一)PDCA 循环的步骤

PDCA 循环包括质量保证系统活动必须经历的四个阶段、八个步骤,其主要内容如下。

1. 计划阶段(plan)　计划阶段包括制订质量方针、目标、措施和管理项目等计划活动,在这阶段主要是明确计划的目的性、必要性。这一阶段分为 4 个步骤:①调查分析质量现状,找出存在的问题;②分析影响质量的各种因素,查出产生质量问题的原因;③找出影响质量的主要因素;④针对主要原因,拟订对策、计划和措施,包括实施方案、预计效果、时间进度、负责部门、执行者和完成方法等内容。

2. 执行阶段(do)　执行阶段是管理循环的第 5 个步骤。它是按照拟订的质量目标、计划、措施具体组织实施和执行,即脚踏实地按计划规定的内容去执行的过程。

3. 检查阶段(check)　是管理循环的第 6 个步骤。它是把执行结果与预定的目标对比,检查拟定计划目标的执行情况。在检查阶段,应对每一项阶段性实施结果进行全面检查、衡量和考查所取得的效果,注意发现新的问题,总结成功的经验,找出失败的教训,并分析原因,以指导下一阶段的工作。

4. 处理阶段(action) 处理阶段包括第7、第8两个步骤。第7步为总结经验教训,将成功的经验加以肯定,形成标准,以便巩固和坚持;将失败的教训进行总结和整理,记录在案,以防再次发生类似事件。第8步是将不成功和遗留的问题转入下一循环中去解决。

PDCA循环不停地运转,原有的质量问题解决了又会产生新的问题,问题不断产生而又不断解决,如此循环不止,这就是管理不断前进的过程。

(二)PDCA循环的特点

1. 大环套小环,互相促进 整个医院是一个大的PDCA循环,那么护理部就是一个中心PDCA循环,各护理单位如病房、门诊、急诊室、手术室等又是小的PDCA循环。大环套小环,直至把任务落实到每一个人;反过来小环保大环,从而推动质量管理。

2. 阶梯式运行,每转动一周就提高一步 PDCA 4个阶段周而复始地运转,而每转一周都有新的内容与目标,并不是停留在一个水平上的简单重复,而是阶梯式上升,每循环一圈就要使质量水平和管理水平提高一步。PDCA循环的关键在于"处理这个阶段",就是总结经验,肯定成绩,纠正失误,找出差距,避免在下一循环中重犯错误。

(三)护理质量的循环管理

护理质量管理既是一个独立的质量管理系统,又是医院质量管理工作中的一个重要组成部分,因此,它是在护理系统内不同层次上的循环管理,也是医院管理大循环中的一个小循环。所以,护理质量循环管理应结合医院质量管理工作,使之能够纳入医院同步惯性运行的循环管理体系中。我国大多数医院在护理管理中实施计划管理,即各层次管理部门有年计划、季计划、月安排、周重点,并对是否按计划达标有相应的检查制度及制约措施。各护理单元及部门按计划、有目的地实施,护理各层管理人员按计划、有目的地检查达标程度,所获结果经反馈后及时修订偏差,使护理活动按要求正向运转。具体实行时可分为以下几个阶段:①预查,以科室为单位按计划、按质量标准和项目对存在的问题进行检查,为总查房做好准备。②总查房,护理副院长、护理部主任对各科进行检查,现场评价,下达指令。③自查,总查房后,科室根据上级指令、目标与计划和上月质量管理情况逐项分析检查,找出主要影响因素,制订下月的对策、计划、措施。④科室质量计划的实施,科室质量计划落实到组或个人,进行PDCA循环管理。这种动态的、循环的管理办法就是全面管理在护理质量管理中的具体实施,对护理质量的保证起了重要作用。

第2章

护理质量评价

第一节 护理质量评价组织结构及工作职责

一、护理质量评价的组织工作

(一)评价组织

在我国,医院一般是在护理部的组织下设立护理质量检查组,作为常设机构或临时组织。由护理部主任(副主任)领导,各科室护士长参加,分项(如护理技术操作、理论、临床护理、文件书写、管理质量等)或分片(如门诊、病区、手术室等)检查评价。多采用定期自查、互查互评或上级检查方式进行。院外评价经常由上级卫生行政部门组成,并联合各医院评价组织对医院工作进行评价。其中护理评审组负责评审护理工作质量。

(二)临床护理服务评价的注意事项

1. 标准恰当 制定的标准恰当,评价方法科学、适用。

2. 防止偏向 评价人员易产生宽容偏向,或易忽略某些远期发生的错误,或对近期发生的错误比较重视,使评价结果发生偏向,应对此加以克服。

3. 提高能力 为增进评价的准确性,需提高评价人员的能力,必要时进行培训,学习评价标准、方法,明确要注意的问题,使其树立正确的评价动机,以确保评价结果的准确性与客观性。

4. 积累资料 积累完整、准确的记录及有关资料,既能节省时间,便于查找,又是促进评价准确性的必要条件。

5. 重视反馈 评价会议前准备要充分,会议中应解决关键问题,注意效果,以达到评价目的。评价结果应及时、正确地反馈给被评价者。

6. 加强训练 按照标准加强对护理人员的指导训练较为重要。做到平时按标准提供优质护理服务质量,检查与评价时才能获得优秀结果。医院分级管理是根据医院的不同功能、不同任务、不同规模和不同的技术水平、设施条件、医疗服务质量及科学管理水平等,将医院分为不同级别和等次,对不同级别和等次的医院实行标准有别、要求不同的标准化管理和目标管理。

二、护理质量评价组的工作职责

(一)工作概要

负责全院性的护理质量管理规划、质量目标和主要措施等管理工作。

(二)请示上报

分管护理副院长、护理部主任。

(三)工作职责

1. 在护理部主任的领导下,负责全院护理质量监控。

2. 定期研究护理规章制度、护理质量标准,对护理质量标准的制定、质量监控等提出临床调研的参考意见和专业建议。

3. 负责制订全院性的护理质量管理规划、质量目标和主要措施。

4. 协调各部门、科室及各个质量管理环节,组织科室质量管理小组开展活动。

5. 负责组织质量教育和培训。

6. 建立修订质量标准。

7. 研究制定有关质量管理制度、实施质量考核和奖惩。

8. 负责组织医院的护理质量检查、统计分析和评价工作。

9. 负责监督各科室的质量管理工作。

10. 负责专项护理质量的持续性改革。对临床存在的难点、热点问题组织成员进行讨论和研究,寻找关键因素,实施临床调研和攻关,摸索解决问题的有效方法,提出控制对策,避免同样的问题重复出现。

(四)工作制度

1. 护理部每年对护理质量管理委员名单进行及时修订。

2. 护理质量管理委员会每月、每季度召开一次会议,对护理质量进行分析。

(五)工作标准

1. 各质控组汇报每季度护理质量检查结果。

2. 对护理质量问题发生的频率进行分析,查找原因,提出修改意见。

3. 对每月各护理单元护理综合考核进行确认。

(六)任职资格

1. 基本条件

(1)具有全面的护理理论和专业知识。

(2)具有现代医院护理管理理念。

(3)能够计划、组织、总结、持续改进护理质量。

2. 教育程度　护理本科以上学历。

3. 工作经历　5~8年及以上的护理工作经验。

4. 体能要求　健康的身体、充沛的精力、持久的工作干劲。

5. 必备的特殊要求

(1)中华人民共和国注册护士执照。

(2)原则上具有主管护师专业技术职称。

(3)能够灵活地应对压力下的环境。

第二节　评价的目的、原则与内容

一、评价的目的与原则

(一)评价的目的

1. 衡量工作计划是否完成,衡量工作进展的程度和达到的水平。

2. 检查工作是否按预定目标或方向进行。

3. 根据实际提供的护理数量、质量,评价护理工作需要满足患者的程度、未满足的原因及其影响因素,为管理者提高护理管理质量提供参考。

4. 通过评价工作结果肯定成绩,找出缺点和不足,并指出努力的方向。也可以通过比较,选择最佳方案来完成某项工作。

5. 检查护理人员工作中实际缺少的知识和技能,为护士继续教育提供方向和内容。

6. 促进医疗护理的质量,保障患者的权益。

7. 确保医疗设施的完善,强化医疗行政管理。

(二)评价的原则

1. 实事求是的原则　评价应建立在事实的基础上,将实际执行情况与原定的标准和要求进行比较。这些标准必须是评价对象能够接受的,且在实际工作中可以测量的。

2. 可比性的原则　评价与对比要在双方水平、等级相同的人员中进行,制定标准应适当,标准不可过高或过低。过高的标准不是每位护士都能达到的。

二、护理质量评价的内容

(一)护理人员的评价

护士工作的任务和方式是多样化的,因此在评价时应从不同的方面进行,如护士的积极性和创造性、完成任务所具备的知识基础、与其他人一起工作的协作能力等。经常或定期对护士进行评价,考察护理工作绩效,为护理人员的培养、职称的评定、奖罚提供依据。一般从人员素质、护理服务效果、护理活动过程的质量或将几项结合起来进行评价。

1. 素质评价　从政治素质、业务素质、职业素质 3 个方面来综合测定基本素质,从平时的医德表现及业务行为看其政治素质及职业素质;从技能表现、技术考核成绩、理论测试等项目来考核业务素质。方法可用问卷测评方式或通过反馈来获得综合资料,了解护士的基本情况,包括他们的道德修养、积极性、坚定性、首创精神、技能表现、工作态度、学识能力、工作绩效等素质条件。

2. 结果评价　结果评价是对护理人员服务结果的评价。由于很多护理服务的质量不容易确定具体目标,评价内容多为定性资料,不易确定具体的数据化标准,所以结果评价较为困难。并且在评价后,只能告诉护理人员是否达到了目标,并不能告诉他以后怎样去达到目标,因此应采用综合方法进行评价,以求获得较全面的护理人员服务质量评价结果。通过信息反馈,指导护理人员明确完成护理任务的具体要求和正确做法。

3. 护理活动过程的质量评价　这类评价的标准注重护士的实际工作做得如何,评价护理人员的各种护理活动,如表 2-1,某医院病房对主班护士任务的执行情况进行评价。

表 2-1　某医院病房对主班护士任务的执行情况评价表

评价项目	评价等级			
	及格 ①	达到标准 ②	超过标准 ③	出色 ④
①执行医嘱情况				
②及时掌握和交流患者病情变化的情况				
③向护士长反映患者病情变化的情况				
④记录有无失效的仪器设备,并采取修理措施				

这种评价的优点是给工作人员以具体的标准、指标,使评价对象知道如何做才是正确的,有利于护理人员素质和水平的提高。不足之处是费时间,且内容限制在具体任务范围之内,比较狭窄,对人的责任评价范围小,只能评价护理人员在具体岗位上的

工作情况。

4. 综合性评价　即用几个方面的标准综合起来进行评价,凡与护理人员工作结果有关的活动都可结合在内,如对期望达到的目标、行为举止、素质、所期望的工作结果和工作的具体指标等进行全面的考核与评价。

(二)临床护理质量评价

临床护理质量评价,就是衡量护理工作目标完成的程度,衡量患者得到的护理效果。临床护理质量评价的内容包括以下几个方面。

1. 基础质量评价　着重评价进行护理工作的基本条件,包括组织机构、人员素质与配备、仪器、设备和资源等。这些内容是构成护理工作质量的基本要素。具体评价以下几个方面。

(1)环境:各护理单位是否安全、清洁、整齐、舒适。

(2)护理人员的素质与配备:是否在人员配备上做出了合适的安排、人员构成是否适当、人员素质是否符合标准等。

(3)仪器与设备:器械设备是否齐全、性能完好情况、急救物品完好率、备用无菌注射器的基数以及药品基数是否足够等。

(4)护理单元布局与设施:患者床位的安排是否合理、加床是否适当、护士站离重患者的距离有多远等。

(5)各种规章制度的制定及执行情况,有无各项工作质量标准及质量控制标准。

(6)护理质量控制组织结构:可根据医院规模,设置不同层次的质控组织,如护理部质量控制小组、科护士长质量控制小组、护士长质量控制小组。

2. 环节质量评价　主要评价护理活动过程中的各个环节是否达到质量要求,其中包括:①是否应用护理程序组织临床护理活动,向患者提供身心整体护理;②心理护理,健康教育开展的质量;③是否准确及时地执行医嘱;④病情观察及治疗效果的观察情况;⑤对患者的管理如何,如患者的生活护理、医院内感染等;⑥与后勤及医技部门的协调情况;⑦护理报告和记录的情况。

此外,也可按三级护理标准来评价护理工作的质量。在环节质量的评价中,还常用定量评价指标来评价护理工作质量,其具体内容如下:①基础护理合格率;②特级护理、一级护理合格率;③护理技术操作合格率;④各种护理表格书写合格率;⑤常规器械消毒灭菌合格率;⑥护理管理制度落实率。

3. 终末质量评价　终末质量评价是评价护理活动的最终效果,是从患者角度评价所得到的护理效果与质量,是对每位患者最后的护理结果或成批患者的护理结果进行质量评价。终末评价的选择和制定是比较困难的,因为影响的因素比较多,有些结果不一定能说明护理的效果,如伤口愈合率与治愈率的高低不一定完全是护理的结果。根据现代医学模式,护理结果的评价应当包括患者的生理、心理、社会、精神等各个方面。

将上述 3 个方面结合起来进行评价,即综合评价,能够全面说明护理服务的质量评价结果所获的信息经反馈纠正偏差,达到质量控制的目的。

第三节　护理质量的评价方法

一、加强信息管理,建立健全质量管理和评价组织

质量管理和评价要有组织保证,落实到人。信息是计划和决策的依据,是质量管理的重要基础。护理质量管理要靠正确与全面的信息,因此,应注意获取和应用信息,对各种信息进行集中、比较、筛选、分析,从中找出影响质量的主要和一般、共性和特性的因素,再从整体出发,结合客观条件做出指令,然后进行反馈管理。

二、采用数理统计指标进行评价

建立反映护理工作数量、质量的统计指标体系,使质量评价更具有科学性。在运用统计方法时,应注意统计资料的真实性、完整性和准确性,注意统计数据的可比性和显著性。应按照统计学的原则,正确对统计资料进行逻辑处理。

三、常用的评价方式

常用的评价方式有同级间评价、上级评价、下级评价、服务对象评价(满意度)、随机抽样评价等。

四、评价的时间

评价的时间可以是定期的检查与评价,也可以是不定期的检查与评价。定期检查可按月、季度、半年或 1 年进行,由护理部统一组织全面检查评价。但要注意掌握重点问题、重点单位。不定期检查评价主要是各级护理管理人员、质量管理人员深入实际,随时按质量管理的标准进行检查评价。

第四节　临床护理服务评价程序

评价工作是复杂的活动过程,也是不断循环的活动过程。一般有如下步骤。

一、确定质量评价标准

1. 标准要求　理想的标准和指标应详细说明所要求的行为或成果,将其存在的状况、程度和应存在的行动或成果的数量写明。制定指标的要求:①具体(数量、程度和状况);②条件适当,具有一定的先进性和约束力;③简单明了,易于掌握;④易于评价,可以测量;⑤反映患者需求与护理实践。

2. 制定标准时要明确的事项　①建立标准的类型;②确定标准的水平是基本水平或最高水平;③所属人员参与制定,共同确定评价要素及标准;④符合实际,可被接受。标准是衡量事物的准则,是医疗护理实践与管理实践的经验总结,是经验与科学的结晶。只有将事实与标准比较之后,才能找出差距,评价才有说服力。

二、收集信息

收集信息可通过建立汇报统计制度和制定质量检查制度来进行。对护理工作数量、质量的统计数字应及时准确,做好日累计、月统计工作。除通过统计汇报获得信息外,还可采用定期检查与抽查相结合的方式,将检查所收集到的信息与标准对照,获得反馈的信息,计算达标程度。

三、分析评价

应反复分析评价的过程,包括:①评价标准是否恰当、完整,被评价者是否明确;②收集资料的方式是否正确、有效,收集的资料是否全面,能否反映实际情况;③资料与标准的比较是否客观;④所采用的标准是否一致等。

四、纠正偏差

将执行结果与标准对照,分析评价过程后找出差距,对评价结果进行分析,提出改进措施,以求提高护理工作的数量与质量。

第五节　综合医院分级管理标准及护理
标准(卫生部试行草案)

一、综合医院分级管理标准

1. 范围　我国当前制定的综合医院分级管理标准(专科医院标准另定)的范围包

括两个方面：一是医疗质量，尤其是基础质量；二是医疗质量的保证体系。

"标准"涉及管理，卫生人员的资历与能力，患者与卫技人员的培训与教育，规章制度，医院感染的控制，监督与评价，建筑与基础设施，安全管理，医疗活动记录（病案、报告、会议记录）和统计指标等 10 个方面的内容。以上内容分别在各级医院的基本条件和分等标准中做了明确规定。

2. 医院分级管理标准体系及其指标系列　医院分级管理标准体系由一、二、三级综合医院的基本标准和分等标准所构成。每部分既含定性标准，又含定量标准。

（1）基本标准：是评价医院级别的标准，是最基本的要求，达不到基本标准的医院不予参加评定等次。基本标准与等次标准两者分别进行考核评定。基本标准系列由以下 7 个方面组成，即①医院规模；②医院功能与任务；③医院管理；④医院质量；⑤医院思想政治工作与医德医风建设；⑥医院安全；⑦医院环境。

（2）分等标准：各级综合医院均被划分为甲、乙、丙三等，三级医院增设特等的标准。评审委员会依据分等标准评定医院等次，同时也将会促进医院的发展建设。分等标准中，根据一级医院的特殊性，与二、三级医院的评审范围有所不同。分等标准归类包括①各项管理标准；②各类人员标准；③物资设备标准；④工作质量、效率标准；⑤经济效果标准；⑥卫生学管理标准；⑦信息处理标准；⑧生活服务标准；⑨医德标准；⑩技术标准。

在评审中，采取千分制计算方法评定。合格医院按所得总分评定等次。分等标准考核，甲等须达 900 分以上（含 900 分）；乙等须达 750～899 分（含 750 分）；丙等在 749分以下（含 749 分）。三级特等医院除达到三级甲等医院的标准外，还须达到特等医院所必备的条件。

各级医院统计指标的系列项目有所区别，一级医院共 39 项，二级医院共 41 项，三级医院共 50 项。其中含反映护理方面的统计指标 7～10 项，例如 5 种护理表格书写合格率、护理技术操作合格率、基础护理合格率、特级护理和一级护理合格率、陪护率、急救物品完好率、常规器械消毒合格率、开展责任制护理百分率、一人一针一管执行率，以及昏迷和瘫痪患者压疮发生率等。

二、护理管理标准及评审办法

护理管理标准是评审各级医院护理工作的依据，是目前全国统一执行的护理评价标准。护理管理标准以加强护理队伍建设和提高基础护理质量为重点。

1. 护理管理标准体系　护理管理标准体系中的基本标准包括 5 个部分的内容。

（1）护理管理体制：含组织领导体制，所配备的护理干部的数量，资格护理人员编制的结构及比例等。

（2）规章制度：含贯彻执行 1982 年卫生部颁发的《医院工作制度》与《医院工作人员职责》中有关护理工作的规定，结合医院实际，认真制定和严格执行相应的制度，包括护理人员职责、疾病护理常规和护理技术操作规程、各级护理人员继续教育制度等，并要求认真执行。

（3）医德医风：即贯彻执行《综合医院分级管理标准》中相应级别医院医德医风建设的要求，结合护士素质，包括仪表端庄，言行规范，患者对护理工作、服务态度的满意度达到的百分率要求。

（4）质量管理：包括设有护理质量管理人员；有明确的质量管理目标和切实可行的达标措施；有质量标准和质量控制办法定期检查、考核和评价；严格执行消毒隔离及消毒灭菌效果监测的制定；有安全管理制度及措施，防止护理差错、事故的发生。

（5）护理单位管理：包括对病房、门诊（注射室、换药室）、急诊室、手术室、供应室等管理应达到布局合理，清洁物品与污染物品严格区分放置，基本设备齐全、适用；环境整洁、安静、舒适、安全，工作有序。

2. 分等标准　分等标准包括护理管理标准、护理技术水平及护理质量评价指标三部分。

（1）护理管理标准：包括护理管理目标年计划达标率的要求；设有护理工作年计划、季安排、月重点及年工作总结；有护理人员培训、进修计划，年培训率达标要求；有护理人员考核制度和技术档案，年考核合格率要求；有护理质量考评制度，定期组织考评；有护理业务学习制度，条件具备的组织护理查房；有护理工作例会制度；有护理差错、事故登记报告制度，定期分析讨论；对护理资料进行登记、统计；三级医院要求对资料动态分析与评价，并达到信息计算机管理。

（2）技术水平：包括护理人员"三基"（基本知识、基本理论、基本技能）平均达标分数；掌握各科常见病、多发病的护理理论、护理常规、急救技术、抢救程序、抢救药品和抢救仪器的使用，有不同要求；掌握消毒灭菌知识、消毒隔离原则及技术操作；不同级别医院分别承担初、中、高等护理专业的临床教学任务；二、三级医院分别承担下级医院的护理业务指导、护理人员的进修、培训和讲学任务；开展护理科学研究工作、学术交流，发表论文、开展护理新业务、新技术的能力与数量要求，对不同级别医院均应达到相应标准；三级医院应能熟练掌握危、急、重症患者的监护，达到与医疗水平相适应的护理专科技术水平。

（3）护理质量评价指标：见表 2-2。

3. 护理质量指标及计算方法　医院分级管理中护理标准要求的质量指标共计 17 项。各级医院的质量标准原则相同，指标要求有所差别。例如，5 种护理表格书写合格率,一级医院≥85%,二级医院≥90%,三级医院 95%。5 种护理表格包括体温单、交班本、医嘱本、医嘱单、特别护理记录单,其标准是字迹端正,清晰,无错别字,眉栏填齐,卷面清洁,内容可靠、及时;护理记录病情描述要点突出,简明通顺,层次分明,运用医学术语;体温绘制点圆线直不间断、不漏项;医嘱抄写正确、及时,拉丁文或英文字书写规整,用药剂量、时间、途径准确,签全名。

4. 三级特等医院标准　三级特等医院其护理管理总体水平除达到三级甲等医院标准外,要求全院护理人员中取得大专以上学历或相当大专知识水平证书者≥15%;医院护理管理或重点专科护理在国内具有学科带头作用;有独立开展国际护理学术交流的能力。

表 2-2　护理质量指标及计算方法

序号	指标项目	计算方法	质量指标			备注
			一级医院	二级医院	三级医院	
(1)	护理工作和服务态度的满意度		≥80%	≥80%	≥80%	达标按"医院基本标准"中医德建设标准的要求,结果列入全院综合指标
(2)	年计划达标率	达标项目数/年计划目标项目数×100%	≥85%	≥90%	≥95%	目标明确,措施可行,达标有依据
(3)	护理人员年培训率	已培训人数/护理人员总数×100%	≥5%	≥10%	≥15%	培训指进修、脱产学习、自学考试
(4)	护理人员年考核合格率	合格人数/被考核护理人数×100%	≥85%	≥90%	≥95%	考核按层次进行理论、技术操作考试和平时工作考核,被考核人数占总数的 95%
(5)	护理人员"三基"平均达标		≥70 分	≥75 分	≥80 分	"三基"内容以中等护理专业教材为基准
(6)	护理技术操作合格率	合格人数/被考核人数×100%	≥85%	≥90%	≥95%	随机抽查
(7)	基础护理合格率	合格患者数/被抽查患者数×100%	≥80%	≥85%	≥90%	抽查病房及重患者
(8)	特级护理、一级护理合格率	合格患者数/被抽查患者数×100%	≥80%	≥85%	≥90%	抽查特护、监护及一级护理患者
(9)	5 种护理表格书写合格率	合格病历数/被抽查病历份数×100%	≥85%	≥90%	≥95%	抽查 5 种护理表格
(10)	整体护理开展病房数	开展病房数/全院病房数×100%		≥10%	≥20%	一级重症患者有护理病历,执行护理计划,有效果评价和出院指导

(续 表)

序号	指标项目	计算方法	质量指标			备注
			一级医院	二级医院	三级医院	
(11)	急救物品完好率	合格件数/抽查件数×100%	100%	100%	100%	随机抽查若干件
(12)	常规器械消毒灭菌合格率	合格件数/抽查件数×100%	100%	100%	100%	随机抽查若干件
(13)	年压疮发生次数		0	0	0	除特殊情况不允许翻身者除外
(14)	每日床旁护理严重差错发生次数		≤1	≤0.5	≤0.5	在护理工作中,由于责任心不强,违反操作规程或查对不严,发生错误,给患者造成一定痛苦,但未造成功能障碍、伤残和死亡等严重不良后果者,应定为严重差错
(15)	年护理事故发生次数		0	0	0	
(16)	一人一针一管执行率	已执行科室数/应执行科室数×100%	100%	100%	100%	
(17)	陪护率	陪护人数/住院人数×100%		≤8%	≤5%	列入全院综合指标

注:指标项目所指标准分均为85分

5. 护理管理标准评审办法(表 2-3)　评审中采取标准得分与分等标准得分分别计算的方法,各按 100 分计算。两项得分之和除以 2,计入医院总分。基本标准得分必须≥85 分可计入相应等次,<85 分时在医院总分达到相应等次的基础上下降一等。

表 2-3　护理管理标准评分要求

项目	比重	分值
(1)基本标准		
①护理管理体系	25	25
②规章制度	20	20
③医德医风	20	20

（续　表）

项　目	比重	分值
④质量管理	15	15
⑤护理单元管理	20	20
小计	100	100
（2）分等标准		
①管理标准	25	25
②技术水平	25	25
③护理质量评价标准	50	50
小计	100	100
合计	200	200

摘自医院分级管理文件汇编

第3章

护理质量管理核心制度

第一节　护理查对制度

1. 护理人员在执行医嘱或各项操作时要严格进行"三查八对"：操作前查、操作中查、操作后查，对床号、姓名、药名、剂量、浓度、时间、用法、有效期，并经第二人核对后方可执行。

2. 清点药品时和使用药品前要检查药品质量，是否有变质、浑浊、沉淀、絮状物等，瓶口有无松动、裂缝，查看药品标签、失效期和批号，如不符合要求，不得使用。

3. 给药前，注意询问有无过敏史。使用毒、麻、限、剧、精神药物时要经过反复核对，同时使用多种药物时，注意配伍禁忌。

4. 在输血、手术、有创诊疗、用药等关键流程中，均有对患者身份识别的具体措施，应至少使用两种患者身份识别方法，禁止以房间号或床号作为识别依据。

5. 护理人员在核对患者姓名时，请患者自己说出姓名；婴儿、昏迷、语言障碍无法沟通的患者请陪同亲属说出患者姓名。

6. 患者入院时应佩戴一次性身份识别腕带，并告知腕带的重要性，避免随意取下；进行操作时通过核对来确认患者身份。

7. 取血时与输血科发血人员按照流程认真核对科室、患者姓名、住院号、血型、血液成分、交叉配血结果、献血者编码、血型、储血号及血液有效期等内容，检查血袋及血液质量。

8. 输血前，需经两人持患者病历、交叉配血报告单、血袋共同核对患者姓名、住院号、血型、血液成分、输入量、交叉配血结果、献血者血型及血液有效期，并让患者自述姓名和血型，无误后方可输入。输血后血袋应在专用冰箱内保留 24h，以备必要时查对。

9. 手术室在接手术患者时，要与病区护士共同查对科室、床号、姓名、性别、年龄、诊断、手术名称、手术部位、术前用药、术中带药、病历及相关资料，检查术前准备完成情况。与科室值班护士填写《患者手术前后交接登记》并双方签字。

10. 麻醉前、手术前、手术后手术医师、麻醉医师及巡回护士对照《手术安全核对表》内容逐项核对,共同签字;凡进行体腔或深部组织手术,须在术前与缝合前清点各种敷料、器械等各种手术用物,术毕,再清点一次以上物品。

第二节　护理值班制度

1. 单独值班人员应为注册护士,未取得执业证书的护士一律不准单独值班。

2. 各病区 24h 均设值班人员。值班人员必须精力集中,坚守岗位,履职尽责,认真填写值班记录。

3. 未经交接班,值班人员不得擅自离开岗位,以确保诊疗、护理工作不间断。

4. 值班人员要按时巡视患者,掌握病情,发现病情变化要及时向值班医师报告。

5. 值班人员要负责完成新入院或急诊患者的收容及一切处置工作,并积极参加病室内危重患者的抢救工作。

6. 值班人员要按时完成各项治疗、护理工作,认真执行查对制度,防止差错、事故发生,并负有指导实习、进修护士和陪护人员工作的责任,负责病区管理。

7. 值班人员负责病室及探视、陪伴人员的管理,督促探视人员按时离院,遇有可疑人员要询问,遇有重要或异常情况应及时向上级报告。

8. 节假日增设听班人员,白天值班人员不得少于 3 人,听班人员应在位,电话 24h 保持畅通。

第三节　护理交接班制度

1. 交班制度

(1)正常工作日期间,病区每日早 8:00 集体交接班一次,全体护理人员参加。其他时间交班由当班护士负责,并与接班人员按照程序认真交接。

(2)交班前,值班护士应完成各种护理记录,检查各项工作完成情况,防止错误或遗漏。

(3)交班顺序依次为:护士交班报告、体温本、医嘱单、小交班本内容,以及特殊情况及有关注意事项,床旁交接患者,与治疗班和药疗班护士交接液体和用药情况。

(4)床旁交接的内容是:危重、新入院、当日手术、正在输液和一级护理的患者,以及病情有特殊情况者;主要交患者的病情、治疗、护理、皮肤、液体输入、医嘱执行及新入院患者的一般情况。

2. 接班制度

(1)接班人员做好接班前准备:着装整齐、仪表端庄、精神饱满。

(2)参加交班,精力集中,认真听取交班人员所交的各项情况。随同交班人员一起到床头接班,查看患者。对交接内容有疑问的应主动提出,以明确情况。

(3)当面查对、清点麻、精药和有关物品、器材,进行登记并签名。

(4)交接班要认真仔细,接班人员接班后要对职责范围内的一切护理问题负责。

第四节 分级护理制度

1. 确定患者的护理级别,应当以患者病情和生活自理能力为依据,并根据患者的情况变化进行动态调整。护士应当遵守临床护理技术规范和疾病护理常规,并根据患者的护理级别和医师制订的诊疗计划,按照护理程序开展护理工作。

2. 患者住院期间,医师应根据病情变化及时更改护理级别,以利于患者康复。

3. 护理等级一般分为特级护理、一级护理、二级护理、三级护理。

4. 特级护理:适用于病情危重、随时可能发生病情变化需要进行抢救的患者;重症监护患者;各种复杂或大手术后的患者;严重创伤或大面积烧伤的患者;使用呼吸机辅助呼吸,并需要严密监护病情的患者;实施连续性肾脏替代治疗,并需要严密监护生命体征的患者;其他有生命危险,需要严密监护生命体征的患者。

护理要点:严密观察患者病情变化,监测生命体征;根据医嘱,正确实施给药治疗措施;根据医嘱,准确测量出入量;根据患者病情,正确实施基础护理,如口腔护理、压疮护理、气道护理及管路管理等,实施安全措施;保持患者的舒适和功能体位;实施床旁交接班。

5. 一级护理:适用于病情趋向稳定的重症患者;手术后或治疗期间需要严格卧床的患者;生活完全不能自理且病情不稳定的患者;生活部分自理,病情随时可能发生变化的患者。

护理要点:每小时巡视患者 1 次,观察患者病情变化;根据患者病情,测量生命体征。根据医嘱,正确实施治疗、给药措施。根据患者病情,正确实施基础护理和专科护理,如口腔护理、压疮护理、气道护理及管路管理等,实施安全措施。提供护理相关的健康指导,如术前宣教、检查准备等。提供生活照顾,即:①维护患者卫生、仪表及仪容;②满足营养需求,协助进餐、进水、注入鼻饲饮食;③维持舒适体位、肢体功能位;④留取各种标本。保持环境整洁,空气新鲜,了解心理需求。

6. 二级护理:适用于病情稳定,仍需卧床的患者;生活部分自理的患者。

护理要点:每 2 小时巡视患者 1 次,观察患者病情变化。根据患者病情,测量生命体征。根据医嘱,正确实施治疗、给药措施。根据患者病情,正确实施护理措施和安全措施。提供护理相关的健康指导,如术前训练、检查准备等。提供生活照顾,即①维护患者卫生、仪表及仪容;②满足营养需求,协助进餐、进水、注入鼻饲饮食;③维持舒适体位、肢体功能位;④留取各种标本。保持环境整洁,空气新鲜,了解心理需求。

7. 三级护理:适用于生活完全自理且病情稳定的患者;生活完全自理且处于康复期的患者。

护理要点:每 3 小时巡视患者 1 次,观察患者病情变化;根据患者病情,测量生命体征;根据医嘱,正确实施治疗、给药措施;提供护理相关的健康指导。

参照:《卫生部关于印发〈综合医院分级护理指导原则(试行)〉的通知》(卫医政发〔2009〕49 号)

第五节　责任制整体护理制度

1. 病区护士长按照责任制护理模式进行排班,除办公班外其余护士均具体负责患者从入院到出院全程、连续的护理。

2. 病区有责任制护理工作具体实施方案,明确责任护士职责和工作内容,护士长负责组织对护士进行优质护理及责任制护理相关内容、方法的培训。

3. 按照责任制护士的资质及工作能力合理分配分管患者,分管患者数最多(平均)不超过 8 人。

4. 责任护士负责对患者进行入院评估和住院期间的再评估,并依据评估结果为患者实施身心整体护理以及康复指导,按照《综合医院分级护理指导原则》《住院伤病员基础护理服务项目》《基础护理服务工作规范》《常用临床护理技术服务规范》实施护理。

5. 病区为患者公示基础护理服务项目,责任护士按公示内容和基础护理服务规范为患者提供相应的基础护理服务。

6. 病区有专科疾病护理规范,责任护士按照规范落实专科护理措施。

7. 病区在征求护士意见的基础上制订包括护理工作数质量、护理技术及难度要求与伤病员满意度等在内的护士绩效考核方案,促进护士职责落实。

8. 病区及各级管理部门定期对责任制护理开展情况进行检查督导,对存在问题提出整改措施,追踪改进。

第六节　消毒隔离制度

1. 医护人员应掌握标准防护要求,进入无菌区或执行无菌操作时,按规定着装、洗手、戴口罩。

2. 病区感染质控护士职责明确,负责对病区医务人员进行感染控制相关知识培训,督导检查相关措施的落实。

3. 严格执行手卫生相关规定;严格执行消毒、隔离制度及无菌技术操作规程,进行抽血、输液操作时,应保证一人一巾一带。

4. 严格落实再生医疗器械消毒管理措施,一次性物品一次性使用。

5. 无菌物品应专柜储存,与待消毒物品分区放置,标识明确;无菌物品须注明消毒日期和有效期;过期、失效物品应及时取出并重新消毒或更换。

6. 患有病毒性肝炎活动期间和其他传染性疾病的护理人员不宜从事临床护理工作,待恢复正常后方可重新工作。

7. 需保护性隔离的患者,应优先做治疗护理工作;对实行隔离的患者,后做治疗护理工作。

8. 病区垃圾分类管理规范,不得混放;各种医疗垃圾桶标识明确;医疗锐器处理规范。

9. 患者出院后对床单位进行终末消毒,对床旁隔离的患者应固定用具,出院时用臭氧机彻底消毒。

第七节　病区管理制度

1. 病区由护士长负责管理,其他医护人员应积极协助。

2. 病区应保持清洁、整齐、安静、室内空气新鲜,床单位应保持干净、整齐、定期更换,有污迹随时更换。

3. 病区陈设摆放整齐规范,各种物品定位放置、标识明确。

4. 保证病区安全,严禁携带易燃、易爆等危险品及各种动物入内;各病区设 1 名安全督导宣传员,每周进行自查并记录。护理人员了解灭火器和消防栓的放置位置,掌握灭火器和消防栓的使用方法,熟悉紧急疏散路线。

5. 工作人员进入病区时,必须按规定着装,做到四轻(说话轻、脚步轻、动作轻、开关门轻)。严格遵守工作秩序。

6. 护士长要严格陪护人员的管理。严格履行探视制度。

7. 加强营具、被服、器材的管理,建立账目,专人负责,定时清点,病区冰箱内不准放置私人物品。

8. 患者入院后,护士对患者及其家属进行入院教育(介绍内容包括医护人员、住院环境、医院有关规章制度、探视规定、作息时间,并告知患者听从医护人员的指导和管理,与医护人员密切合作,主动配合各项检查、治疗、护理工作等);定期组织患者学习保健知识;患者出院后要及时更换患者用过的被服,指导保洁员用消毒液擦拭床单位。

第八节　住院患者管理制度

1. 患者住院期间必须遵守医院的规章制度,着病号服,按时作息,在诊疗时间内不得擅自离开病房,不得互串病房,非探视时间不会客。住院期间一律不得离开医院,对私自离开医院的患者,值班护士应及时逐级报告并做好记录,科室可视情况按出院处理。

2. 患者应保持病房内整齐、安静及床单位的整洁,注意个人卫生。住院期间可携带必需的生活用品,其他物品不得带入病房。

3. 护士帮助患者了解"患者的权利和义务",使患者正确地享受其权利,并履行义务。

4. 患者住院期间按分级护理管理要求进行活动。

5. 根据患者病情需要,由医师开出膳食医嘱,住院期间患者应按医嘱进食。对有特殊膳食要求的患者,护士做好膳食指导,并使患者及其家属配合,共同做好膳食管理。

6. 对下达的检查、治疗医嘱及护嘱,医护人员应主动解释清楚,患者应积极配合。

7. 患者对为自己安排的检查、治疗、护理有疑问时,可向医护人员询问,护士要耐心解释,征得患者同意后实施,如患者拒绝治疗,患者或其家属指定的监护人应签名。

8. 护士长负责患者住院期间的各种事项协调、管理及特殊情况的处理。

9. 患者及其家属不得随意进入医护办公室翻阅、转抄、复印病历及其他医疗文件,不得将病历带出院外。

第九节　职业防护制度

1. 医务人员发生职业暴露(在院内从事规范的诊断、治疗、护理、检验等工作过程中,意外受到病原体或含有病原体的污染物的沾染、损伤或意外吸入等)后应按报告程序及时上报医院感染控制科。

2. 治疗、护理操作前后要洗手。进入隔离病房、感染性疾病病房、高危病房工作时,均需要戴口罩或酌情穿隔离衣、鞋套;为特殊传染患者做治疗和(或)护理之前、接触患者血液、体液和污染的物品时应戴手套,进行气管插管、吸痰、尸体料理时,在上述防护基础上,应使用普通面罩或正压呼吸面罩、防水防护服或防水围裙及防水靴等。

3. 接触、转运疑似或临床诊断为传染患者(SARS、禽流感等传染病)的护士应穿防护服、防护鞋,戴防护镜和高效过滤口罩。

4. 在进行侵袭性(有创性)护理操作时,严格按照规程进行操作,使用后的锐器必须直接放入锐器盒内;禁止用手直接接触使用医疗锐器。

5. 工作过程中手套破损应立即脱掉,洗手后更换新手套。

6. 安瓿瓶被碎粘在手上时,应用流动水冲走,禁止用力擦拭;温度计破碎后,应按要求正确处置(用硫黄粉覆盖后密闭盒收集),防止汞污染。

7. 配制化疗药物必须在专用房间或专用的层流安全柜内进行,配制化疗药物时应穿长袖防护服,戴口罩、帽子、手套;必要时戴眼罩或护目镜,穿鞋套等。完成配药操作后,用75%乙醇擦拭操作柜内部。

8. 被化疗药液沾湿的床单、衣物等,统一放入塑料袋内,与其他衣物分开放置。

9. 化疗所用物品使用后,放入专用污染物袋中并扎紧袋口,注明"细胞毒性废物",按医疗废物处理要求进行无害化处理。

10. 接触化疗药物人员定期查体,每6个月检查1次,发现异常酌情调离岗位进行观察;化疗药物配制护士应定期轮岗;妊娠期和哺乳期护士应暂时脱离接触化疗药物环境。

第十节　护理文书书写制度

护理文书是患者病情转归过程的科学记录,是诊断、治疗、科研的资料,也是法律依据,因此对护理文书必须认真妥善地保管。

1. 护理文书由当班护士在规定的时间内完成记录工作。

2. 各种护理文书的书写应做到"四要":即书写要整齐,字迹要清楚,记录要及时,要运用医学术语。

3. 护理表格中各项眉栏要填写完整,一律用蓝钢笔正楷书写,内容按护理部下发的《护理文书书写规范》要求填写,不能涂改,签名处要签全名。

4. 各种记录内容要求客观、真实、准确、及时、完整。

5. 各种护理文书记录需由护士长检查并签字后方可入病历存档。

6. 护理部定期对全院的护理文书记录进行抽查并记录抽查情况,针对存在的问题制定整改措施,不断提高护理文书书写质量。

7. 护理文书按要求在规定地点保存,超过保存期限应及时销毁。

护理文书书写规范见附录 A。

第十一节　护理会诊制度

1. 专科护理会诊　具有副主任护师资格以上人员或护理业务专项小组成员具备会诊资质。

(1)遇有本专科不能解决的护理问题时,应由病区或组织跨病区、多专科的护理会诊,必要时护理部负责协调。

(2)护理会诊由专科护士或护士长主持,相关专业人员及病区相关护理人员参加,认真进行讨论,提出解决问题的方法或进行调查研究。

(3)进行会诊必须事先做好准备,负责的科室应将有关材料加以整理,尽可能做出书面摘要,并事先发给参加会诊的人员,做好预先发言准备。

(4)讨论时由具有副主任护师资格以上人员负责介绍及解答有关病情、诊断、治疗护理等方面的问题,参加人员对护理问题进行充分的讨论,并提出会诊意见和建议。

(5)会诊结束时由专科护士或病区护士长总结,对会诊过程、结果进行记录并组织临床实施,观察护理效果。对一时难以解决的问题可申请主治医师或科室主任协助解决。

2. 疑难病例护理会诊　病区收治疑难病例时,应及时提出申请由科室护士长组织护理会诊。内容主要是正确评估患者,发现正确的护理问题和对病情转归的判断,提出有效的护理措施及注意的问题,根据临床需要随时进行护理会诊,并在护理会诊单中按要求记录。

特殊病例或典型病例,可由护理部负责组织全院性的护理会诊。会诊前应做好充分的准备,会诊结束时应提供书面的会诊意见。

第十二节　病区药品管理制度

1. 病区应根据医疗需要储备适量的药品,品种、数量与药房共同商定。病区一般只储备少量的常备药,以备急用。

2. 一般常备药品由药疗护士填写请领单,护士长审签后送药房备案,每周检查 1 次,其他药品按医嘱请领。

3. 病区使用药品必须根据医嘱,严格执行查对制度,发现药品变色、发霉、浑浊、过期或标识不清等不得使用。

4. 病区存放的药品应按内服、注射、外用、滴剂等不同浓度及剂型分类放置,排放顺序按先领先用的原则,瓶签按《中华人民共和国药典》规定书写,字迹清楚。

5. 对毒、麻、精神药品的管理应做到标迹清楚,定基数、定专人管理,放在毒麻药品柜双锁保管,做到班班清点交接,钥匙由当班护士随身携带,消耗后登记,保留空安瓿,凭空安瓿和主治医师以上人员开具的处方领取补充。

6. 对有效期的药品,如生物制品、生化制品、化学药品等应分类,按其性质和对储藏条件的要求放置与保存。同类有效期药品按品名、规格集中保管,并按失效期先后排列,标记应明显。药品在有效期内发生变质,应停止使用。

7. 病区贵重药品要随时锁好,钥匙由药疗护士随身携带,班班交接。

8. 护士离开治疗室或药疗室等存放药品的房间时,应做到随手锁门。

9. 病区存放药品的冰箱不得用来存放医务人员私人物品和患者自带的食品等。

第十三节　安全评估、报告制度

1. 新入院患者由责任护士负责对其进行护理风险筛查和安全评估,并在本班内将评估结果记录在护理记录中。

2. 经过筛查和评估存在压疮、跌倒、坠床、脱管等风险的患者,在患者床头设置相应的安全警示标识,告知患者或亲属存在的风险和防范措施、制度,并采取相应的护理预防措施,每日进行再评估,并依据风险变化情况,及时调整护理措施。

3. 对于入院评估时已存在护理问题的患者(如院外带入压疮等),应记录护理问题性质、程度和采取的护理措施,必要时提出护理会诊申请。住院期间每日评估,护理记录应体现护理问题的转归。

4. 对于入院时评估无风险的患者,住院期间病情、治疗方案变化可能导致风险时(手术、使用镇静药、降压药、利尿药等)须再次评估。

5. 治疗护理过程中严格落实查对制度。对患者住院期间发生的护理安全问题,如护理差错或事故、压疮、跌倒、坠床、脱管及其他护理不良事件时,病区应主动、及时填写《护理不良事件报告表》,24h 内上报护理质量管理委员会讨论、分析、制定质量改进措施。

6. 鼓励病区和护理人员主动报告不良事件；对主动、及时报告不良事件的病区和护理人员视情况给予一定奖励，发生的问题不与科室目标考评挂钩；对于故意隐瞒不报者按照目标考评给予扣分。

7. 护士长应定期组织护理安全隐患分析，及时发现患者、住院环境、设施等方面存在的安全隐患，讨论制定安全防范措施。各病区应制订专科应急事件处理预案，并组织培训。

8. 加强病区管理，提供基本的护理安全措施，放置"小心地滑"警示牌。

第十四节　无菌技术操作原则

1. 执行无菌操作应在清洁无尘的环境下进行，尽量减少人员流动，不可与整理床铺、打扫卫生同时进行。

2. 执行无菌操作时衣帽要整洁，操作前要洗手并将手擦干、戴口罩。

3. 无菌物品与非无菌物品应分别放置；无菌物品不可暴露在空气中，必须保存在无菌包或无菌容器内。

4. 夹取无菌物品时，必须使用无菌持物钳或无菌镊。

5. 进行无菌操作时，未经消毒的手、臂不可接触无菌物品或穿越无菌区。操作者应与无菌区保持一定的距离（20cm 以上）。操作时，不得面对无菌区说笑、咳嗽、打喷嚏等。

6. 无菌物品一经使用后，必须再经灭菌处理后方可再用；从无菌容器内取出的物品，虽未使用，也不可再放回无菌容器内。无菌包外应注明物品名称、灭菌日期，并按日期先后顺序排列，以便取用。

7. 一套无菌物品，只能供一个患者使用，以免发生交叉感染。

第十五节　危重患者抢救制度

1. 定期对护理人员进行急救知识培训，提高其抢救意识和抢救水平，抢救患者时做到人员到位、行动敏捷、有条不紊、分秒必争。抢救时做到明确分工、密切配合、听从指挥、坚守岗位。

2. 每周一、周五检查急救车和急救仪器、设备，各种急救药品、器材及物品应做到"四定"（定品种数量、定点放置、定专人管理、定期维修），"三及时"（及时检查、及时消毒灭菌、及时补充）。抢救物品不准任意挪动或外借,必须处于应急状态。无菌物品须注明灭菌日期,保证在有效期内使用。护士长每周一检查急救用品并签字。

3. 参加抢救人员必须熟练掌握各种抢救技术和抢救常规,确保抢救顺利进行。

4. 严密观察病情变化,准确、及时填写患者抢救护理记录单,记录内容完整、准确。

5. 严格执行交接班制度和查对制度,在抢救患者过程中,正确执行医嘱。口头医嘱要求准确清楚,护士执行前必须复述一遍,确认无误后再执行;所有药品空安瓿须经两人核对,补开医嘱后方可丢弃。及时记录护理记录单,来不及记录的于抢救结束后6h内据实补记,并加以说明。

6. 抢救结束后及时清理各种物品并进行初步处理登记。

7. 认真做好抢救患者的各项基础护理及生活护理。烦躁、昏迷及意识不清者,加床档并采取保护性约束,确保患者安全。预防和减少并发症的发生。

第**4**章

护理质量评价内容及标准

第一节 护理文书质量评价标准

病区_____ 时间_____ 检查人_____ 检查结果_____%

一、体温单

1. 眉栏填写齐全
2. 标记准确
3. 入院、手术、分娩、转科、出院、死亡时间记录正确
4. 按规定测量、记录
5. 脉搏记录正确
6. 血压记录正确
7. 呼吸记录正确
8. 出入量记录准确
9. 每日有大便记录
10. 每周有体重记录
11. 身高记录正确
12. 术后日期记录正确
13. 满页打印

二、医嘱单

1. 打印清晰、整齐
2. 打钩正确、规范
3. 皮试结果填写正确,及时录入计算机
4. 备用医嘱有标识
5. 执行时间合理,及时签名
6. 临时医嘱执行及时
7. 执行输血医嘱双人签名
8. 电子医嘱执行时间与实际相符

9. 不得涂改
10. 及时整理
11. 医嘱正确处理
12. 按时查对并有签名
13. 签名正确,字迹清楚

三、医嘱记录单(病历)

1. 打印清晰、整齐
2. 皮试结果有记录且正确
3. 及时整理
4. 执行时间合理
5. 不得涂改或写"作废"
6. 护士长按时签名

四、护理记录

1. 格式正确、页洁
2. 无错别字
3. 记录准确、真实
4. 记录连续、及时
5. 书写规范
6. 运用医学术语
7. 计量单位统一书
8. 签名字迹清楚、合要求(护士长、组长每日签名)
9. 按时出入量总
10. 记录单首页无缺
11. 病危患者护理记录能反映护理计划内容

12. 专科突出,阳性体征有处理措施记录
13. 抢救用药记录与医嘱单一致
14. 医嘱、体温单、护理记录三单死亡时间一致
15. 死亡患者有小结
16. 归档病历护理资料齐全
17. 满页打印

五、入院评估单

1. 入院评估单齐全、无漏项
2. 高危患者有压疮、坠床、导管评估
3. 高危监控记录有护理措施
4. 疼痛评估符合要求
5. 无错、别、漏字
6. 有自理能力评估
7. 有护士长签名、护士签名

六、交班报告

1. 栏目填写齐全
2. 无涂改墨迹
3. 无错别字
4. 书写规范
5. 运用医学术语
6. 病情观察记录详细
7. 记录具有连续性
8. 交接内容全面
9. 交班当日护士长签名

备注:检查发现不符合质量标准的项目,在该项目后面打×;

项目数为 65 项,每个病区检查 3 名患者,总项目数为 195 项;

计算方法:护理文书质量合格率=检查合格项目数/检查总项目数×100%

第二节 消毒隔离质量评价标准

病区＿＿＿＿ 时间＿＿＿＿ 检查人＿＿＿＿ 检查结果＿＿＿＿分

评价指标	评价要点	分值	评价方法	检查得分
严格执行无菌技术操作规范（15分）	1. 进行各项无菌操作前洗手，戴帽子、口罩，操作中严格执行无菌操作规范	2	现场查看，一项不符合扣1分	
	2. 实施无菌操作时必须明确无菌区和非无菌区，必须使用无菌物品，操作前认真查对、无菌物品必须一人一用一灭菌，无菌物品取出后不可放回无菌容器内	5	现场查看，一项不符合扣1分	
	3. 进入病房的治疗车、发药车配有快速手消毒剂	2	现场查看，一项不符合扣1分	
	4. 各种注射执行一人一针一管。静脉注射执行一人一止血带	5	现场查看，一项不符合不得分	
	5. 进行2人以上连续操作时，执行一人一洗手或手消毒	1	现场查看，一项不符合不得分	
严格执行无菌物品管理规范（15分）	1. 无菌物品保管要求 (1)无菌物品专柜放置，柜内清洁、无积灰，标记明显 (2)无菌物品按灭菌日期依次排列 (3)无菌包清洁、干燥、无破损、无过期，包外注明名称、有效起止日期，灭菌指示标记有效，并在有效期范围内 (4)无菌物品、无菌罐有开启日期、时间 (5)一次性无菌物品无过期	6	现场查看，一项不符合扣1分	
	2. 正确识别灭菌指示标记	2	现场查看，一项不符合扣1分	
	3. 持物镊（钳）干式保存，一罐一镊，每4小时更换1次，并注明开启日期、时间	2	现场查看，一项不符合扣1分	
	4. 抽出的药液须注明时间并签名，有效期≤2h；启封抽吸的溶媒须注明时间并签名，有效期≤24h	2	现场查看，一项不符合不得分	
	5. 无菌溶液使用要求 (1)外用生理盐水、呋喃西林等药物用于伤口冲洗、换药等即开即用 (2)用于口腔护理、会阴擦洗、氧气湿化、吸痰等，开启后注明时间、用途，有效期≤24h	3	现场查看，一项不符合扣1分	

(续　表)

评价指标	评价要点	分值	评价方法	检查得分
区域布局合理,流程符合要求(3分)	1. 治疗室、换药室无菌区、清洁区与污染区布局合理,有明显标记	2	现场查看,一项不符合扣1分	
	2. 物品按区放置,无积尘	1	现场查看,一项不符合不得分	
护士正确掌握控制医院感染相关知识、技能,并有效实施(8分)	护士掌握医院感染控制的相关知识、基本措施、标准预防、消毒隔离技术操作,并有效实施	8	现场查看,考核护士,一项不符合扣2分	
严格执行医务人员手卫生规范(3分)	1. 洗手指征正确	1	查看护士,不符合不得分	
	2. 卫生洗手或外科洗手方法正确	1	考核护士,不符合不得分	
	3. 手卫生执行率达标,定期进行手卫生细菌学检测	1	查看相关记录,不符合不得分	
各类消毒液配制、检测符合规范(5分)	1. 各类消毒液检测达标,资料齐全,记录完整	3	查看相关记录,一项不符合扣1分	
	2. 使用中的消毒液有标识,无过期	2	现场查看,一项不符合扣1分	
床单位处理符合规范(4分)	1. 晨间护理做到一床一巾湿式扫床,一桌一巾擦拭床头柜,用后消毒	1	现场查看,不符合不得分	
	2. 床单位、设备清洁、无污渍,出院、死亡患者床单位终末消毒处理符合要求,特殊感染患者病室按相应要求进行终末消毒处理	2	现场查看,一项不符合扣1分	
	3. 床边隔离患者应有标识和消毒隔离措施	1	现场查看,不符合不得分	
公共用品消毒符合规范(12分)	1. 病区公共用品有消毒措施 (1)配备床单位消毒设备,规范使用 (2)血压计、监护仪等清洁、无污渍,有定期处理有关制度 (3)便器专人专用 (4)监护室物体表面每日擦拭2次以上	4	现场查看,一项不符合扣1分	
	2. 紫外线灯使用要求 (1)紫外线灯消毒符合要求,记录完整 (2)紫外线灯管每周用75%乙醇擦拭1次,保持清洁、无尘,紫外线强度每半年监测1次,有记录,结果符合要求 (3)空气消毒机每日按时运转有记录,每3个月有强度监测记录	3	现场查看及查看相关记录,一项不符合不得分	

（续　表）

评价指标	评价要点	分值	评价方法	检查得分
	3. 止血带一人一带一消毒,用含氯消毒液500mg/L浸泡30min,流动水冲净,晾干备用	1	现场查看及查看相关记录,一项不符合不得分	
	4. 体温表一用一消毒,用含氯消毒液500mg/L浸泡30min,冷开水冲净,纱布擦干;传染性疾病患者个人专用;消毒液每日更换	2	现场查看及查看相关记录,一项不符合扣1分	
	5. 拖把标识正确,分区使用,悬挂存放,用清洗机清洗或含氯消毒液500mg/L浸泡30min,冲净消毒液干燥备用	1	现场查看,一项不符合不得分	
	6. 监护室患者擦身毛巾上、下分开,清洗、消毒、烘干符合流程	1	现场查看,一项不符合不得分	
呼吸机管路消毒、更换符合规范（5分）	1. 呼吸机湿化罐应加无菌纯化水,使用中应及时添加保持一定水位,无菌纯化水24h更换1次,湿化罐每周更换1次	2	现场查看,一项不符合扣1分	
	2. 呼吸机管路每周更换1次,如有明显污染则应及时更换	1	现场查看,一项不符合不得分	
	3. 一次性使用呼吸机管路不得重复使用	1		
	4. 规范处理冷凝水	1		
氧气湿化瓶、一次性吸氧管、氧气雾化器更换符合规范（6分）	1. 吸氧管一人一管	1	现场查看,一项不符合不得分	
	2. 连续使用的氧气湿化瓶、吸氧管每周更换1次,湿化瓶有更换日期,湿化瓶用含氯消毒液500mg/L浸泡30min,用无菌水冲净晾干,有效包装	1		
	3. 湿化液每天更换,用无菌纯化水	1		
	4. 一次性吸氧面罩(罩口鼻)一人一用,有污染时及时更换,一次性吸氧面罩(罩气管切口)每天更换,污染时,及时清洁	1		
	5. 雾化面罩专人专用,每次雾化完毕,面罩、雾化罐用流动水冲洗干净后存放于挂篮内晾干备用,雾化连接管每天更换	1		
	6. 氧气挂篮每周1次洗刷、晾干	1		

（续　表）

评价指标	评价要点	分值	评价方法	检查得分
吸引瓶、吸痰管路处理符合规范（5分）	1. 吸引器装置消毒符合要求	1	现场查看，一项不符合不得分	
	2. 吸痰管一用一更换	1		
	3. 吸引连接管每日更换	1		
	4. 储液瓶每日消毒，用含氯消毒液500mg/L浸泡30min，流动水冲净晾干	1		
	5. 吸痰用一次性无菌杯每次更换	1		
麻醉喉镜片处理符合规范（5分）	一用一灭菌或一用一消毒，可用含氯消毒液500mg/L浸泡30min，用无菌水冲净擦干，有效包装	5	现场查看，一项不符合扣2分	
深静脉置管、PICC置管、浅静脉留置针的管理符合规范（5分）	1. 深静脉置管、PICC置管	3	现场查看，一项不符合扣1分	
	2. 浅静脉留置针 （1）留置时间72～96h （2）固定方法正确 （3）标签纸上标注穿刺日期、时间、签名	2		
用后物品处理符合规范（5分）	1. 可重复使用医疗器械清洗、消毒、灭菌符合规范	3	现场查看，一项不符合扣2分	
	2. 可回收的一次性物品用后送指定地点集中处理；不可回收的一次性物品用后放入医疗垃圾袋内定点存放，统一处理；一次性针头、刀片等锐器放入密闭锐器盒统一回收	2	现场查看，一项不符合扣1分	
污物处理符合规范（4分）	1. 垃圾分类存放、锐器有专用容器收集，处理及时	2	现场查看，一项不符合扣1分	
	2. 医疗废物收集有登记并双签名	2	查看相关记录，一项不符合扣1分	

备注：检查发现不符合质量标准的项目，在该项目后面打×；

项目数为61项，每个病区检查3名患者，总项目数为183项；

计算方法：消毒隔离质量合格率＝检查合格项目数/检查总项目数×100%

第三节　病区管理质量评价标准

病区＿＿＿＿＿　时间＿＿＿＿＿　检查人＿＿＿＿＿　检查结果＿＿＿＿＿分

评价指标	评价要点	评价方法	分值
人员素质管理（16分）	1. 护士在岗在位,无离岗、无脱岗,无迟到、早退,操作与护理中不接打电话	一项不符合扣1分	2
	2. 护士着装仪表符合要求,态度和蔼,礼貌待人,服务热情	一项不符合扣0.5分	2
	3. 护理人员行为举止端庄	一项不符合扣0.5分	2
	4. 护士站无扎堆聊天、大声喧哗现象	不符合不得分	2
	5. 不与患者谈论与工作无关的内容及患者隐私	不符合不得分	2
	6. 患者呼叫及时应答	＞3min不得分	2
	7. 责任制护士工作量分配适当	不符合不得分	2
	8. 护士值班时精神状态好,无睡觉现象	不符合不得分	2
环境物资管理（20分）	1. 病区整洁、安静,门禁管理规范	不符合不得分	2
	2. 家属探陪人员管理有序,陪伴、探视制度落实到位	一项不符合扣1分	2
	3. 清洁区、污染区划分清楚	不符合不得分	2
	4. 病房床头柜清洁,放置有序,床底无杂物	一项不符合扣1分	2
	5. 病区地面无积水、不滑、厕所有输液挂钩	一项不符合扣1分	2
	6. 污洗间、卫生间清洁规范、无异味	一项不符合扣1分	2
	7. 护士站、治疗室、换药室、值班室整洁,物品定位放置无积压	一项不符合扣0.5分	2
	8. 基础护理用品配备齐全,功能良好,无过期,存放规范	一项不符合扣1分	2
	9. 仪器清洁无尘、定期保养性能良好	一项不符合扣0.5分	2
	10. 安全通道通畅,防火设备完好	一项不符合扣1分	2
药品管理（16分）	1. 药品摆放有序,分类放置,标识清楚	一项不符合扣1分	3
	2. 各种药品无过期、无变质,药品使用有登记,无多余药品	一项不符合扣1分	3
	3. 麻醉精神药品管理、使用符合要求	不符合不得分	5
	4. 高危警示药品有醒目标识,单独存放	一项不符合扣1分	2
	5. 医用冰箱管理规范,物品分区放置	不符合不得分	3

（续　表）

评价指标	评价要点	评价方法	分值
护理质量管理（30分）	1. 有健全工作制度、岗位职责、疾病护理常规、服务规范制度	提问护士回答不全酌情扣分,制度落实不全扣4分,核心制度不落实扣10分	10
	2. 核心制度落实情况		10
	3. 护士长工作有计划,各类记录本记录齐全	查看资料,询问护士,一项不符合扣2分	2
	4. 每月召开科内护理质量分析会议,对质量问题有改进和跟踪		2
	5. 每月组织安全隐患分析,制定防范措施,有记录		2
	6. 不良事件按要求及时规范上报,并进行分析整改有记录		2
	7. 护士长按要求组织查房及疑难病例讨论,有记录		2
培训教学管理（10分）	1. 病区有业务学习、岗位练兵计划并组织落实,记录齐全	查看资料,询问并考核护士,一项不符合扣2分	2
	2. 每月组织"三基"及专科知识考核		2
	3. 有突发事件应急预案,护士掌握		2
	4. 有各层次护士培训计划并组织落实有记录		2
	5. 临床护生带教有计划,带教老师符合资质		2
其他（8分）	1. 护士长手册按时填写、审签	查看资料,询问护士、患者,一项不符合扣2分	2
	2. 护士学分手册按时填写,护士长按时签字		2
	3. 每月召开休养员会议有记录		2
	4. 科室文件资料齐全、保存完整,护士知晓		2

备注:检查发现不符合质量标准的项目,在该项目后面打×,并注明原因;

计算方法:病区管理质量合格率＝检查合格项目数/检查总项目数(39)×100%

第四节　急救药品、器材管理质量评价标准

病区_____　时间_____　检查人_____　检查结果_____分

评价指标	评价要点	评价方法	分值
急救车管理（17分）	1. 急救车清洁无灰尘,物品摆放与示意图相符	急救车内有示意图	3
	2. 急救药品器材严格执行"五定""两及时"	"五定":定数量种类、定点放置、定专人管理、定期维修、定期消毒灭菌"两及时":及时检查,及时补充	5
	3. 一次性锁完好	如无锁需确保急救车处于应急备用状态有一次性锁的,每月检查1次	5
	4. 护士长按规定检查登记	无一次性锁的,每周检查2次,其中周一由护士长检查,周五由专人检查并签字	4

（续　表）

评价指标	评价要点	评价方法	分值
急救药品管理 （17分）	1. 各种急救药品与基数相符	与示意图内标注的基数相符	4
	2. 急救药品在有效期内	有效期短于3个月的药品及时更换	5
	3. 药品标签清晰		
	4. 抽查值班护士对急救药品掌握情况	拿取每一种急救药品不超过10s	5
	5. 护士知晓口头医嘱执行制度	掌握口头医嘱的执行制度	3
急救物品管理 （66分）	1. 一次性物品无破损、过期		3
	2. 一次性物品基数相符		3
	3. 一次性物品摆放有序		3
	4. 备有手电筒，电量充足，性能好	手电筒用于观察瞳孔使用	2
	5. 碘伏、乙醇在有效期内，开启后标识日期	输液器、套管针、注射器、贴膜、网套、输液贴、胶布、止血带、排气管、砂轮、垫巾、棉签、三通	5
	6. 急救车内备有输液相关物品		3
	7. 开口器、舌钳、压舌板消毒备用	在有效期内，无破损	5
	8. 急救车插管物品齐全	备用气管插管、牙垫、导丝、宽胶布	3
	9. 急救车内备有吸氧管		3
	10. 急救车内备有口咽通气管		2
	11. 急救车内备有听诊器、血压计	血压计定期检查，性能好	5
	12. 急救车内备有尿管、胃管、吸痰管		2
	13. 急救车内备有绷带		2
	14. 急救车内备有电池且在有效期内		2
	15. 急救车内备有无菌手套		3
	16. 急救车内备有氧气枕		2
	17. 电源插板性能良好		2
	18. 急救车内备有手消毒液		3
	19. 急救车内备有钟表且时间准确		2
	20. 有心肺复苏按压板	定位放置	2
	21. 急救车内备有喉镜	喉镜能熟练安装、电量充足	3
	22. 急救车内备有简易呼吸器	能熟练安装使用	4
	23. 其他专科物品	确保在有效期，无破损，性能良好	2

备注：检查发现不符合质量标准的项目，在该项目后面打×，并注明原因；

计算方法：急救药品、器材管理质量合格率＝检查合格项目数/检查总项目数（23）×100%

第五节　特级护理质量评价标准

病区_____　时间_____　检查人_____　检查结果_____分

评价指标	评价要点	评价标准	标准分值
病情观察 （30分）	1. 一览表、床头牌、腕带标记齐全、清楚、正确,有专人 24h 看护	一项不合格扣 1 分	4
	2. 护士对危重患者"八知道":①床号;②姓名;③诊断;④主要病情(症状和体征、目前主要阳性检查结果、睡眠、排泄等);⑤治疗(手术名称、主要用药的名称、目的、注意事项);⑥饮食;⑦护理措施(护理要点、观察要点、康复要点);⑧心理状况	一项不知道扣 2 分	16
	3. 床头交接班内容包括病情、治疗、护理、皮肤情况等	一项不符合扣 0.5 分	5
	4. 护理记录客观、真实、准确、及时、规范。准确记录 24h 出入量。体现出严密观察生命体征及病情变化、发现问题及时处理,严密观察患者生命体征和病情变化	一项不符合扣 0.5 分	5
专科护理 （30分）	1. 根据医嘱,正确实施治疗、给药措施,观察了解患者的反应 2. 输液通畅,用药及时、准确,滴速与病情需要或医嘱要求相符 3. 各种治疗(如吸氧、雾化、鼻饲等)及护理准确及时 4. 根据患者病情,正确实施专科护理,实施安全措施 5. 根据患者病情正确实施专科护理和健康教育,并履行相关告知制度	一项不符合扣 0.5 分	10
	6. 根据病情备齐急救药品、器材	未备或不适用扣 1 分,不齐全扣 0.5 分	5
	7. 熟悉现用仪器(如心电监护仪、呼吸器、输液泵等)的操作规程、识别故障并能及时处理	不能识别故障或不掌握操作规程扣 0.5 分,出现警报回应不及时或处理不当各扣 0.5 分	5
	8. 特殊导管有标识,记录留置开始时间及更换敷料时间 9. 管道护理:正确使用,妥善固定,管道清洁、通畅,按要求更换 10 护士知晓管道护理的相关知识	导管脱落不得分,其他一项不符合要求扣 0.5 分	6
	11. 掌握专科护理观察指标,如有异常时及时采取相应护理措施	一项不符合扣 0.5 分	4

（续　表）

评价指标	评价要点	评价标准	标准分值
基础护理（40分）	1. 床单位整洁、干燥 2. 衣裤整洁 3. 指（趾）甲短、清洁无污垢 4. 头发清洁、胡须短 5. 皮肤、口腔清洁，无异味 6. 及时协助患者进食、服药	一项不符合扣0.5分	20
	7. 患者体位舒适，符合病情需要和治疗、护理要求 8. 意识障碍的患者有安全护理措施，无护理并发症如烫伤、坠床、压疮	一项不符合扣0.5分，发生烫伤、压疮、坠床不得分	10
	9. 做好压疮、跌倒或坠床、管路滑脱等预防护理，护理措施妥当，对不能自行翻身的患者定时翻身，并做好记录	一项不符合扣0.5分	10

备注：检查发现不符合质量标准的项目，在该项目后面打×，并注明原因；

项目数为24项，每个病区检查3名患者，总项目数为72项；

计算方法：特级护理质量合格率＝检查合格项目数/检查总项目数(72)×100%

第六节　一级护理质量评价标准

病区＿＿＿＿＿　时间＿＿＿＿＿　检查人＿＿＿＿＿　检查结果＿＿＿＿＿分

评价指标	评价标准	扣分标准	标准分值
病情观察（30分）	1. 一览表、床头牌、腕带标记齐全、清楚、正确，护理级别与病情、诊断、医嘱相符	一项不符合扣0.5分	5
	2. 护士对患者"八知道"：①床号；②姓名；③诊断；④主要病情；⑤治疗；⑥饮食；⑦护理措施；⑧心理状况	一项不知道各扣0.5分	15
	3. 交接班内容包括病情、治疗、护理、皮肤情况等	一项不符合扣0.5分	5
	4. 根据患者病情测量生命体征并记录，观察病情变化，发现问题并及时处理 5. 护理记录客观、真实、准确、及时、规范	一项不符合扣0.5分	5

（续　表）

评价指标	评价标准	扣分标准	标准分值
专科护理（30分）	1. 根据医嘱,正确实施治疗、给药措施,观察了解患者的反应 2. 输液通畅,用药及时、准确,滴速与病情需要或医嘱要求相符 3. 患者能按时服用药物 4. 各种治疗(如吸氧、雾化、鼻饲等)及护理准确、及时	一项不符合扣0.5分	10
	5. 按病情需要,配备急救用物	未配备或不齐全扣0.5分	5
	6. 熟悉现用仪器(如心电监护仪、呼吸器、输液泵等)的操作规程、识别故障并能及时处理	不能识别故障或不掌握操作流程扣0.5分,出现警报处理不及时或处理不当各扣1分	5
	7. 特殊导管有标识,记录留置开始时间及更换敷料时间 8. 管道护理:正确使用,做好固定,管道通畅、清洁 9. 观察引流液颜色、性状及量,记录正确,按要求更换	导管脱落不得分。其他一项不符合要求扣0.5分	5
	10. 每小时巡视患者1次,密切观察患者病情 11. 掌握专科护理观察指标,如有异常及时采取相应的护理措施,根据患者病情,正确实施基础护理和专科护理	一项不符合扣0.5分	5
基础护理（40分）	1. 床单位整洁、干燥 2. 指(趾)甲短、清洁、无污垢 3. 头发清洁、胡须短 4. 皮肤、口腔清洁、无异味 5. 及时协助患者进食、服药	一项不符合要求扣0.5分	20
	6. 患者体位舒适,符合病情需要和治疗、护理要求 7. 不能自理的患者有安全护理措施,无护理并发症如烫伤、坠床、压疮 8. 提供健康教育资料,介绍有关药物知识、饮食注意事项,患者手术或检查前,向患者讲解有关注意事项、疾病康复的方法,患者知晓	发生烫伤、压疮、坠床不得分,一项不符合扣0.5分,未介绍一项扣0.5分,患者不知晓扣0.5分	10
	9. 做好压疮预防护理,护理措施妥当 10. 给予或帮助患者完成生活护理,对不能自行翻身的患者定时翻身,有翻身记录	一项不符合扣1分	10

备注:检查发现不符合质量标准的项目,在该项目后面打×,并注明原因;

项目数为26项,每个病区检查3名患者,总项目数为78项;

计算方法:一级护理质量合格率=检查合格项目数/检查总项目数(78)×100%

第七节　二级护理质量评价标准

病区＿＿＿＿＿＿　时间＿＿＿＿＿＿　检查人＿＿＿＿＿＿　检查结果＿＿＿＿＿＿分

评价指标	评价要点	评价标准	标准分值
病情观察（25）分	1. 一览表、床头牌、腕带标记齐全、清楚、正确，护理级别与病情、诊断、医嘱相符	一项不符合扣0.5分	5
	2. 护士对患者"八知道"：①床号；②姓名；③诊断；④主要病情；⑤治疗；⑥饮食；⑦护理措施；⑧心理状况	一项不知道各扣0.5分	10
	3. 床头交接班内容包括病情、治疗、护理、皮肤情况等	一项不符各扣0.5分	5
	4. 根据患者病情，测量生命体征并记录	一项不符各扣0.5分	5
专科护理（35）分	1. 根据医嘱，正确实施治疗、给药措施，观察了解患者的反应，输液通畅，用药及时、准确，滴速与病情需要或医嘱要求相符	一项不符合扣0.5分	7
	2. 管道护理做到：正确使用，做好固定，管道通畅、清洁，观察引流液的颜色、性状及量，记录正确，按要求更换	导管脱落不得分。其他一项不符合要求扣0.5分	7
	3. 掌握专科护理观察指标，如有异常及时采取相应的护理措施	做不到不得分	7
	4. 每2小时巡视病房1次，观察患者病情变化	一项不符合扣0.5分	7
	5. 护理记录客观、及时、准确，签全名	一项不符合扣0.5分	7
基础护理（40分）	1. 床单位整洁、干燥，患者衣裤整洁，头发、皮肤清洁、口腔清洁、无异味	一项不符合要求扣0.5分	4
	2. 协助患者定时理发、剪指（趾）甲、剃胡须		4
	3. 帮助和指导患者在床上或室内适当活动，协助患者完成生活护理		4
	4. 实施安全护理措施	一项不符合要求扣0.5	4
	5. 患者体位舒适，符合病情需要和治疗、护理要求		4
	6. 根据患者的情况设有安全护理措施，无护理并发症如烫伤、坠床、压疮（通过论证、备案者除外）	发生烫伤、压疮不得分	4
	7. 根据患者病情正确实施专科护理和健康教育及功能锻炼，并履行相关告知制度		4
	8. 做好入院介绍：介绍病房环境、应急通道、各种设施的应用、住院患者须知和相关医院制度、主管医师、责任护士	一项不符合要求扣1分	4

评价指标	评价要点	评价标准	标准分值
	9. 提供健康教育资料，介绍有关药物知识、饮食注意事项，患者手术或检查前，向患者讲解有关注意事项、疾病康复的方法，患者知晓	未介绍一项扣1分，患者不知晓扣0.5分	4
	10. 做好出院指导：与患者说明服药的方法、注意事项、出院后的休息、饮食、运动要求及专科康复注意事项、复查的时间、地点等	一项不符合要求扣1分	4

备注：检查发现不符合质量标准的项目，在该项目后面打×，并注明原因；

项目数为19项，每个病区检查3名患者，总项目数为57项；

计算方法：二级护理质量合格率＝检查合格项目数/检查总项目数(57)×100%

第八节　三级护理质量评价标准

病区＿＿＿＿＿＿　时间＿＿＿＿＿＿　检查人＿＿＿＿＿＿　检查结果＿＿＿＿＿＿分

评价指标	评价要点	评价标准	标准分值
病情观察（45分）	1. 一览表、床头牌、腕带标记齐全、清楚、正确，护理级别与病情、诊断、医嘱相符	一项不符合扣1分	5
	2. 注意观察病情，发现病情变化，及时报告医师并协助处理	一项不符合扣3分	10
	3. 护士对危重患者"八知道"：①床号；②姓名；③诊断；④主要病情；⑤治疗；⑥饮食；⑦护理措施；⑧心理状况	一项不符合扣2分，一项不全扣1分	10
	4. 每3小时巡视患者1次，观察患者病情变化	做不到不得分	5
	5. 指导患者按时服药	一项不符合扣2分	10
	6. 各种治疗按时、准确	一项不符合扣0.5分	5
专科护理（15分）	1. 根据医嘱，正确实施治疗、给药措施，观察了解患者反应	一项不符合扣2分	5
	2. 输液通畅，用药及时、准确，滴速与病情需要或医嘱要求相符	一项不符合扣0.5分	5
	3. 掌握专科护理观察指标，如有异常及时采取相应的护理措施	一项不符合扣0.5分	5

评价指标	评价要点	评价标准	标准分值
基础护理（40分）	1. 保持床单位清洁、整齐	一项不符合扣0.5分	5
	2. 督促患者做好日常护理	一项不符合扣0.5分	5
	3. 指导患者遵守院规，保证休息，指导患者完成生活护理，保持床单位整洁	一项不符合扣0.5分	5
	4. 做好入院介绍；介绍病房环境、应急通道、各种设施的应用，便民措施，住院患者须知和相关医院制度、主管医师、责任护士	一项不符合扣0.5分	5
	5. 根据患者病情，测量生命体征并记录	一项不符合扣0.5分	5
	6. 根据患者病情正确实施专科护理和健康教育及功能锻炼并履行相关告知制度，提供健康教育资料，介绍有关药物知识、饮食注意事项，患者手术或检查前，向患者讲解有关注意事项、疾病康复的方法，患者知晓	一项不符合扣0.5分	5
	7. 做好出院指导，与患者说明服药的方法、注意事项、出院后的休息、饮食、运动要求及专科康复注意事项，复查的时间、地点，患者知晓等	一项不符合扣0.5分	5
	8. 护理安全宣教到位	一项不符合扣0.5分	5

备注：检查发现不符合质量标准的项目，在该项目后面打×，并注明原因；

项目数为17项，每个病区检查3名患者，总项目数为51项；

计算方法：三级护理质量合格率＝检查合格项目数/检查总项目数（51）×100%

第九节 危重症护理质量评价标准

病区_____ 时间_____ 检查人_____ 检查结果_____分

评价指标	评价要点	评价方法	评分标准
工作人员管理（8分）	1. 工作人员仪表整洁，举止大方	现场查看，缺一项扣0.5分	2
	2. 工作人员操作轻、走路轻、说话轻		1
	3. 熟悉各种抢救流程	现场提问护士，一项不合格扣0.5分	5
环境管理（8分）	1. 病室及床单位整洁、无异味，患者治疗环境安全	现场查看，缺一项扣0.5分	2
	2. 严格的家属探视制度		2
	3. 物品摆放整齐，床下无杂物		4

评价指标	评价要点	评价方法	评分标准
护理操作（15 分）	1. 严格无菌操作,手卫生实施符合规范	现场查看,缺一项扣 0.5 分 现场提问护士,一项不合格扣0.5分	3
	2. 严格"三查七对"		5
	3. 各种操作前后洗手、戴口罩,做好解释工作		2
	4. 根据药物性质调节输液速度		2
	5. 按时巡视,药品无过期,药液配制有时间、有签名		3
安全管理（18 分）	1. 危重症患者有腕带,有床挡,床尾有警示标识	现场查看,缺一项扣 0.5 分	2
	2. 病危患者有护理计划		5
	3. 患者体位舒适,符合病情需要		2
	4. 护理记录及时准确,体现专科护理与阳性体征		2
	5. 有翻身、皮肤保护措施与记录		2
	6. 无护理并发症(压疮、坠床、拔管等)		5
基础护理（20 分）	1. 按时口腔护理或洗漱	现场查看,缺一项扣 0.5 分 现场提问护士,一项不合格扣 0.5 分	2
	2. 皮肤清洁,无污染、无异味、无红肿、无破溃		2
	3. 头发整齐,胡须短,指(趾)甲短("三短")		2
	4. 床单位平整、病衣裤整洁("六洁")		4
	5. 各项护理措施落实有效,满足患者所需		2
	6. 掌握患者营养和饮食状况,做好护理		2
	7. 关注患者睡眠情况,有促进睡眠的措施		2
	8. 严密观察患者大小便情况,及时处理排便异常及相关并发症		4
监测病情措施管理（15 分）	1. 按分级护理及时巡视病房,观察病情变化	现场查看,缺一项扣 0.5 分。 现场提问护士,一项不合格扣 0.5 分。	3
	2. 知晓监测项目正常值与意义		3
	3. 检测仪器摆放安全,各导线整理清洁有序		2
	4. 熟悉危重症患者床号、姓名、诊断、病情、治疗、饮食、护理措施、心理状况("八知道")		4
	5. 及时解决患者生活需求,必要时做好心理护理		3
各种管道管理（16 分）	1. 各种管道有导管评估,有预防导管滑脱登记表及预防相关导管感染的措施	现场查看,缺一项扣 0.5 分	2
	2. 各种管道有名称、有日期,有更换日期		2
	3. 人工气道管理呼吸机管道及相关护理符合要求		5
	4. 胃管、尿管、集尿袋、引流袋按时更换		2

（续　表）

评价指标	评价要点	评价方法	评分标准
	5. 各种管路妥善固定，无扭曲打折，无意外拔管，护士掌握脱管的应急处理流程		5

备注：检查发现不符合质量标准的项目，在该项目后面打×，并注明原因；

　　项目数为 35 项，每个病区检查 3 名患者，总项目数为 105 项；

　　计算方法：护理服务质量合格率＝检查合格项目数/检查总项目数（105）×100%

第十节　责任制护理质量评价标准

病区_____　　时间_____　　检查人_____　　检查结果_____分

评价指标	评价要点	评价方法	标准分值
病房管理 （10分）	1. 病房环境安静、整洁、安全、有序	为患者提供清洁、舒适、温馨、便捷和私密性良好的服务环境，体现人文关怀	5
	2. 不依赖家属或护工陪护，陪住率下降	现场查看	5
公示落实服务项目 （14分）	1. 分级护理标准和服务项目公示并落实	分级护理标准的内容是否上墙公示，知晓患者的权利和义务并告知，公开制度、公开内容护理分级与病情不相符	10
	2. 护理级别和患者病情、自理能力相符	护理级别标识调整及时	4
实施责任制整体护理 （26分）	1. 责任护士负责患者数量≤8	现场查看，一项不符合扣2分	3
	2. 实施责任制，落实整体护理	知晓责任护士岗位职责和分级护理的护理要点 知晓患者主要诊断（中医诊断和西医诊断）、知晓患者主要病情，知晓患者现有的护理问题（护理诊断），主次明确 知晓患者潜在的护理问题（护理诊断），主次明确，知晓患者的护理措施（要点）	10
	3. 基础护理、病情观察与沟通	知晓患者的护理目标及效果评价 知晓患者住院治疗用药及注意事项、观察要点 知晓患者的饮食要求	3
	4. 本组治疗，健康指导（有文字或图表材料），心理支持	根据患者病情和生活自理能力提供照顾和帮助，执行国家卫生健康委员会基础护理服务项目和工作规范要求	4
	5. 体现专科特色，丰富服务内涵	正确实施基础护理，如晨、晚间护理，饮食护理、排泄护理、皮肤护理、口腔护理、压疮护理、气道护理等	3

评价指标	评价要点	评价方法	标准分值
	6. 基础护理与专科护理结合,保障患者安全,体现人文关怀	提供护理相关康复和健康指导(检查健康指导相关资料、护士和患者健康指导实施情况(入院、出院、饮食、用药、治疗、特殊检查、手术等)	3
责任护士熟悉自己所负责的患者(30分)	1. 简要病情(发病经过、主要症状)	掌握"九知道"内容(床号、姓名、诊断、病情、治疗、护理、饮食、心理、检查阳性结果)	6
	2. 观察重点(结合专科特点)	根据病情及护理级别,定期巡视病房,观察患者的生命体征和病情变化,并按规定记录	6
	3. 治疗要点、饮食和营养状况,自理能力	知晓主要用药的作用、用法及注意事项 知晓饮食要求 知晓存在的风险及防范,措施接受治疗时知晓注意事项,知晓特殊检查前、后注意事项	6
	4. 及时与医师沟通	知晓术前、术后的相关注意事项	6
	5. 患者知晓自己责任护士,护患关系融洽	知晓疾病相关康复、功能锻炼知识 知晓出院指导(复诊、出院用药指导等) 遵医嘱正确实施治疗、给药及护理措施,并观察、了解患者的反应,发现异常及时报告 现场查看,一项不符合扣 2 分	6
简化护理书写(4分)	取消不必要的护理文件书写,简化护理文书	护士应书写或填写的护理文书包括:体温单、医嘱单、病程记录中的手术清点记录和病危、病重患者护理记录。书写应真实、准确、及时反映患者病情变化 写护理文书时间原则上每日不超过半小时(询问护士) 护理文书书写标准与规范。	4
患者满意度(8分)	定期进行满意度调查,调查内容可信度高	查阅患者和社会参与评价的执行记录(座谈会,征求意见,患者满意度调查及处理、改进记录等)	8
排班的合理性(4分)	兼顾临床需要和护士意愿,合理调整排班方式	根据患者的数量、护理技术难度等,对责任护士合理分工、科学排班,必要时实施弹性排班	4
减少交接班次数(4分)	调整后排班有利于责任护士为患者提供全程连续的责任制护理	责任护士所分管病患者人要相对固定,履行职责到位,调整后排班有利于责任护士为患者提供全程、连续的责任制护理	4

备注:检查发现不符合质量标准的项目,在该项目后面打×,并注明原因;

项目数为 19 项,每个病区检查 3 名患者,总项目数为 57 项;

计算方法:护理服务质量合格率＝检查合格项目数/检查总项目数(57)×100%

第十一节　护理服务质量评价标准

病区＿＿＿＿＿＿　时间＿＿＿＿＿＿　检查人＿＿＿＿＿＿　检查结果＿＿＿＿＿＿分

评价指标	评价要点	评价方法	分值
护理服务宣传资料（10分）	1. 有优质护理服务方案及便民措施	查看资料，缺少一项扣1分	5
	2. 有患者权利的图文介绍资料	查看资料，缺少一项扣1分	5
入院服务（15分）	1. 有效落实患者入院制度及流程	现场查看，缺少一项扣1分	2
	2. 有效落实急诊患者入院制度与流程	现场查看，缺少一项扣1分	2
	3. 急诊入院流程便捷	询问护士及患者，不符合不得分	4
	4. 危重患者实施先抢救后办理相关手续	询问护士及患者，不符合不得分	5
	5. 为有困难或行动不便的无家属患者提供帮助	询问护士及患者，不符合不得分	2
住院服务（15分）	1. 根据病区情况为患者提供预约住院服务	询问患者及其家属，一项不符合扣5分	5
	2. 为住院患者提供入院指导		5
	3. 为住院患者提供疾病相关健康指导		5
转诊/转科（15分）	1. 有效落实转诊/转科服务流程	询问患者及其家属，一项不符合扣5分	5
	2. 告知并协助患者及家属转诊/转科		5
	3. 为有困难或行动不便的无家属患者提供帮助		5
尊重和维护患者权益（29分）	1. 护理人员有效落实保护患者合法权益	询问患者及其家属，一项不符合扣5分	5
	2. 护理人员履行知情同意及告知义务		5
	3. 对接受临床实试验的患者进行知情告知并签订同意书		5
	4. 为患者进行暴露躯体检查及治疗时提供隐私保护措施		5
	5. 根据患者民族习惯和宗教信仰提供针对性服务措施		5
	6. 为残疾人及行动不便患者提供轮椅、推车等辅助设施	无辅助设施，不得分	2
	7. 定期开展患者满意度调查，根据满意度调查结果及患者建议改进护理工作	未开展满意度调查不得分	2

评价指标	评价要点	评价方法	分值
出院服务（16分）	1. 有效落实出院服务相关制度和流程	现场询问，一项不符合扣 2 分	5
	2. 为患者提供出院指导	询问患者，不符合不得分	5
	3. 为有困难或行动不便的无家属患者提供帮助	不符合不得分	2
	4. 为有需要的患者提供出院随访或预约诊疗服务	一项不符合扣 2 分	4

备注：检查发现不符合质量标准的项目，在该项目后面打×，并注明原因；

项目数为 24 项，每个病区检查 3 名患者，总项目数为 72 项；

计算方法：护理服务质量合格率＝检查合格项目数/检查总项目数（72）×100％

第5章

专科护理质量评价标准

第一节　妇科护理质量评价标准

病区_____　时间_____　检查人_____　检查结果_____分

评价指标	评价要点	评分标准	分值
入院护理 （18分）	1. 主动热情接待患者并做自我介绍	询问患者,不符合不得分	2
	2. 讲解病区各项规章制度,病区环境介绍(物品放置、标本留置等)	询问患者,一项不符合扣1分	2
	3. 介绍床位医师、床位护士、护士长等相关人员	询问患者,一项不符合扣1分	2
	4. 护送患者到病房,安置合适卧位	现场查看,一项不符合扣1分	2
	5. 向患者介绍发生紧急状况时的呼叫设备及使用方法	询问患者,一项不符合扣1分	2
	6. 病房安静,做到"四轻":说话轻、走路轻、操作轻、开关门轻	现场查看,一项不符合扣1分	2
	7. 向患者简单介绍所患疾病相关安全知识及注意事项	询问患者,一项不符合扣1分	2
	8. 入院评估有压疮、跌倒、坠床等,高危者有警示标识	现场查看,一项不符合扣1分	4
手术前护理 （30分）	1. 病情观察:正确测量生命体征,及时报告并记录危急值,准确及时评估并掌握患者姓名、诊断、阳性体征、治疗、护理、饮食、睡眠、心理问题及措施要点	考核护士,一项不符合扣2分	6
	2. 休息与卧位:符合护理常规要求,异位妊娠患者绝对卧床休息,避免剧烈运动及负重;盆腔炎患者半卧位;功能失调性子宫出血及贫血患者卧床休息,防止直立性低血压	现场查看、询问患者,一项不符合扣2分	4
	3. 营养与饮食护理:按护理常规给予正确饮食;糖尿病患者按糖尿病饮食要求,高血压患者给予低盐饮食	现场查看、询问患者,一项不符合扣2分	2

（续　表）

评价指标	评价要点	评分标准	分值
手术前护理 （30 分）	4. 特殊用药：紫杉醇、吉西他滨、放线菌素、氟尿嘧啶、异环磷酰胺需限时用药；放线菌素、顺铂需避光。患者用药知识掌握情况	现场查看、询问患者，一项不符合扣 2 分	6
	5. 专科检查及术前常规检查：按护理常规协助患者做好各项术前检查，需预约的检查负责预约到位，有无检查前宣教	现场查看、询问患者，一项不符合扣 2 分	4
	6. 完善各项术前准备：按医嘱给予阴道擦洗、备血、备皮、皮试、肠道准备，术晨按医嘱留置尿管、胃管，导管妥善固定、有标识	现场查看、询问患者，一项不符合扣 2 分	6
	7. 术前宣教：告知患者各项注意事项，患者能复述	请患者复述，一项不符合扣 2 分	2
手术后护理 （40 分）	1. 病情观察：观察伤口情况，评估伤口疼痛分值、阴道出血、下腹痛、腹胀等情况，监测生命体征并记录，及时报告并记录危急值	现场查看、考核护士，一项不符合扣 3 分	5
	2. 管道护理：妥善固定各种引流管，保持通畅，观察并记录引流液的量、颜色、性状，有异常及时汇报；患者及其家属是否掌握导管自护方法	现场查看、请患者复述，一项不符合扣 3 分	5
	3. 休息与卧位：根据不同的手术安置正确的体位，手术当天平卧位，术后 6h 在床上适当翻身活动，并逐步增加活动量，术后第 1 天根据病情鼓励患者尽早下床活动；外阴癌术后第 1 天双腿外展屈膝，膝下垫软枕	现场查看，一项不符合扣 2 分	5
	4. 营养与饮食要求：遵医嘱进食，不涉及肠道手术者，术后 6h 给予流质饮食，肠蠕动恢复后给予半流质饮食	现场查看，一项不符合扣 2 分	5
	5. 术后并发症：督促患者按要求活动，预防术后并发症，如深静脉血栓、压疮等	现场查看，一项不符合扣 2 分	5
	6. 按病情标识警示标志，如"深静脉导管""预防跌倒""预防误吸"等	现场查看，一项不符合扣 2 分	5
	7. 生活护理：保持患者"三短六洁"，术后翻身活动时拉起床栏，下床活动时搀扶患者，注意安全，防止跌倒，协助做好生活护理	现场查看，一项不符合扣 2 分	5
	8. 健康教育与沟通：患者对疾病相关知识了解并能基本依从合理饮食、用药等相关干预措施。患者认识床位护士、护士长，护患关系良好，沟通有效	现场查看、询问患者，一项不符合扣 2 分	5

（续　表）

评价指标	评价要点	评分标准	分值
出院护理 （12分）	1. 床位护士根据医师医嘱通知患者及其家属	现场查看，一项不符合扣1分	2
	2. 指导出院后的相关注意事项	询问患者，一项不符合扣1分	2
	3. 指导患者填写出院征求意见表	查看相关记录，一项不符合扣1分	2
	4. 向患者讲解办理出院手续及地点	询问患者，一项不符合扣1分	2
	5. 准确及时清洁床单位，做好终末消毒处理工作	现场查看，一项不符合扣1分	2
	6. 告知随访时间及电话回访相关事宜	询问患者，一项不符合扣1分	2

备注：检查发现不符合质量标准的项目，在该项目后面打×，并注明原因；

护理质量符合率＝检查合格项目数÷检查项目总数（29）×100％

第二节　产科护理质量评价标准

病区＿＿＿＿＿＿＿＿　时间＿＿＿＿＿＿＿＿　检查人＿＿＿＿＿＿＿＿　检查结果＿＿＿＿＿＿＿＿分

评价指标	评价要点	评分标准	分值
入院护理 （16分）	1. 主动热情接待患者并做自我介绍	询问患者，不符合不得分	2
	2. 讲解病区各项规章制度，病区环境介绍（物品放置、标本留置等）	询问患者，一项不符合扣1分	2
	3. 介绍床位医师、床位护士、护士长等相关人员	询问患者，一项不符合扣1分	2
	4. 护送患者到病房，安置合适卧位	现场查看，一项不符合扣1分	2
	5. 向患者介绍发生紧急状况时的呼叫设备及使用方法	询问患者，一项不符合扣1分	2
	6. 病房安静，做到"四轻"：说话轻、走路轻、操作轻、开关门轻	现场查看，一项不符合扣1分	2
	7. 向患者简单介绍所患疾病相关安全知识及注意事项	询问患者，一项不符合扣1分	2
	8. 入院评估有压疮、跌倒、坠床等，高危者有警示标识	现场查看，一项不符合扣1分	2

（续　表）

评价指标	评价要点	评分标准	分值
住院期间护理（64 分）	1. 病情观察		
	（1）监测血压、心率、呼吸、尿量、宫缩、恶露、电解质	查看相关记录，一项不符合扣 2 分	4
	（2）观察阴道出血、流液及下腹痛情况，及时发现病情变化	现场查看，一项不符合扣 2 分	4
	（3）运用护理程序对患者进行全面评估，掌握患者主要护理问题，制订护理计划，落实各种治疗护理措施，正确填写护理记录	考核护士、查看相关记录，一项不符合扣 2 分	4
	（4）正确执行治疗护理工作，观察并记录效果，及时反馈	现场查看，一项不符合扣 2 分	4
	（5）观察保胎、引产药物使用情况，浓度、速度符合病情	考核护士，一项不符合扣 2 分	3
	（6）了解患者心理状态，做好心理护理	现场查看，一项不符合扣 2 分	3
	（7）了解患者饮食及排泄情况，做好饮食指导，预防术后便秘，准确记录出入量	现场查看、询问患者，一项不符合扣 2 分	4
	（8）了解患者化验报告，掌握异常情况，及时反馈	考核护士，一项不符合扣 2 分	4
	2. 管道护理		
	（1）各引流管及导管妥善固定，摆放合理，按时更换	现场查看，一项不符合扣 1 分	2
	（2）各管道引流通畅、有效，各管道标志齐全、清晰	现场查看，一项不符合扣 1 分	2
	（3）记录引流液的颜色、性状和量，有异常时及时汇报，及时处理	考核护士、查看相关记录，一项不符合扣 1 分	2
	（4）引流穿刺点无渗血、渗液，敷料干燥	现场查看，一项不符合扣 1 分	2
	（5）输液管道通畅，滴速与病情相符，固定妥当，正确封管	现场查看，一项不符合扣 1 分	2
	3. 基础护理		
	（1）床单位清洁、整齐，床单平整，无碎屑、无尿渍、无血渍	现场查看，一项不符合扣 1 分	2
	（2）患者指甲短、口腔、头发、手足、会阴、皮肤等清洁	现场查看，一项不符合扣 1 分	2
	（3）体位舒适、安全，符合治疗护理要求	现场查看，一项不符合扣 1 分	2
	（4）督促产妇产后 4h 排尿，并告知其重要性，无尿潴留发生	现场查看，询问患者，一项不符合扣 2 分	2
	（5）便秘、排便不畅或腹泻的患者有合理可行的护理措施	现场查看，一项不符合扣 1 分	2
	4. 母乳喂养		
	（1）孕产妇能回答母乳喂养好处、早吸吮、按需哺乳、母婴同室重要性等问题	询问患者，一项不符合扣 1 分	2
	（2）剖宫产产妇麻醉清醒有应答后完成早吸吮、早接触	现场查看，不符合不得分	2
	（3）产妇能正确演示哺乳姿势，新生儿能正确含接	询问患者，一项不符合扣 1 分	2

（续　表）

评价指标	评价要点	评分标准	分值
	(4)母婴分离的产妇能正确保持泌乳或正确回奶	询问患者,一项不符合扣1分	2
	(5)新生儿需人工喂养时,产妇能掌握正确方法	询问患者,不符合不得分	2
	5. 新生儿管理		
	(1)新生疫苗按规定正确接种	现场查看,一项不符合扣1分	2
	(2)新生儿入母婴同室或转出时应由医师/责任护士双方交接,填写《新生儿交接记录(医护人员交接)》并双签字	现场查看,一项不符合扣1分	2
出院护理 (20分)	1. 床位护士根据医师医嘱通知患者及其家属	现场查看,一项不符合扣1分	2
	2. 饮食指导及时有效	询问患者,一项不符合扣1分	2
	3. 指导出院后的相关注意事项(如产后康复、母乳喂养、预防接种、母乳喂养热线)	询问患者,一项不符合扣1分	4
	4. 指导患者填写出院征求意见表	查看相关记录,一项不符合扣1分	2
	5. 向患者讲解办理出院手续及地点	询问患者,一项不符合扣1分	2
	6. 协助整理用物	现场查看,一项不符合扣1分	2
	7. 整理护理用具(监护仪、氧气装置等)	现场查看,一项不符合扣1分	2
	8. 准确及时清洁床单位,做好终末消毒处理工作	现场查看,一项不符合扣1分	2
	9. 告知随访时间及电话回访相关事宜	询问患者,一项不符合扣1分	2

备注:检查发现不符合质量标准的项目,在该项目后面打×,并注明原因;

护理质量符合率＝检查合格项目数÷检查项目总数(42)×100%

第三节　产房护理质量评价标准

病区＿＿＿＿　时间＿＿＿＿　检查人＿＿＿＿　检查结果＿＿＿＿分

评价指标	评价内容	评价方法	分值
布局设施 (16分)	1. 设独立产房,感染产房与非感染产房分开	查看现场,一项不符合要求扣0.5分	3
	2. 设置工作人员、产妇进出通道,洁污分流	查看现场,布局不符合要求扣1分	3
	3. 普通分娩室,产床设置合理。张贴产后大出血、产时子痫、羊水栓塞、新生儿窒息等抢救流程图。除必备药品和常用抢救包之外,另配置产后出血、产时(产后)子痫、羊水栓塞、新生儿窒息等专用急救盘	查看现场,不符合要求扣0.5分	4

评价指标	评价内容	评价方法	分值
	4. 隔离待产室与隔离分娩室：配置与普通待产室、普通分娩室一致。备有隔离衣、防护衣或围裙、护目镜	查看现场，不符合要求扣 0.5 分	2
	5. 刷手间：设于限制区，洗手池设非手触式水龙头及冷、热水系统，并配擦手及手消毒设施	查看现场，不符合要求扣 0.5 分	2
	6. 污洗间：设洗涤池、拖把池、各种用物初步消毒处理的设施等，卫生工具分区使用并悬挂	查看现场，不符合要求扣 0.5 分	2
人员培训（16 分）	1. 熟练掌握各种应急预案、抢救流程、急救技能、产科技术操作规程及护理常规	现场考核护士的专业知识和技能操作，一人一项不符合要求扣 0.5 分	5
	2. 经过专科培训和急救技能培训，具有母婴保健技术合格证	查看资料，一项不符合要求扣 0.5 分	5
	3. 仪表行为规范，佩卡上岗，服务态度好，知晓工作职责、核心制度	查看现场和资料，一项不符合要求扣 1 分	3
	4. 有体现专科特点的护理教学、分层次护士培训计划并落实	查看资料，一项不符合要求扣 0.5 分	3
药品管理（10 分）	1. 各类药物分类放置，标识清晰，保存、保管方法正确，无过期、变质。高危药品单独存放，标识醒目	查看现场，一项不符合要求扣 0.5 分	5
	2. 依法进行毒、麻、限剧药品及精神一类药品的管理和登记，做到"五专"，交接记录和使用登记符合要求	查看现场，一项不符合要求扣 0.5 分	5
抢救制度（8 分）	1. 抢救设备齐全，抢救仪器有简明操作流程，保养和维护符合要求，完好率 100%	查看抢救车、仪器，一处不符合要求扣 1 分	3
	2. 抢救中执行口头医嘱时，应向医师复述，双方确认无误方可执行	查看现场或提问，不符合要求扣 0.5 分	3
	3. 落实查对制度、护理安全管理制度、不良事件报告制度	查看现场和资料，一项不符合要求扣 0.5 分	2
产程观察（32 分）	1. 有安全防护措施，护栏、约束带等使用正确，无并发症	查看现场，一项不符合要求扣 0.5 分	2
	2. 做好健康教育和母乳喂养指导	查看现场，一项不符合要求扣 0.5 分	2
	3. 做好分娩前各项准备；新生儿娩出后按足印及母亲拇指印，新生儿系有腕带，做好婴儿早吸吮	查看现场，一项不符合要求扣 0.5 分	3
	4. 准确执行医嘱，输液（血）速度、顺序合理，定时观察，无外渗、脓肿等并发症	查看现场，一处不符合要求扣 0.5 分	3
	5. 严格执行床旁交接，包括产妇血压、胎心、宫缩、宫口、阴道出血、用药、会阴伤口等情况	查看现场和记录，交接不全面、无交接人签名扣 1～2 分	10

(续　表)

评价指标	评价内容	评价方法	分值
	6. 密切观察病情变化,经常巡视婴儿及产妇,做到"五及时"(及时巡视、及时发现、及时报告、及时处理、及时记录),根据需要放置安全防护工具(床栏、约束带等),防坠床、烫伤等护理并发症	查看现场,一项不符合要求扣1分	5
	7. 书写护理记录做到准确、客观、真实、及时,体现专科特点	查看护理记录单,一项不符合要求扣0.5分	3
	8. 助产士对产妇做到"八知道"	一处不符合要求扣0.5分	2
	9. 有针对性地对产妇实施心理护理	查看现场,一处不符合要求扣0.5分	2
产房感染控制（18分）	1. 工作人员进出产房需换鞋、更衣,必要时穿隔离衣	一项不符合要求扣0.5分	3
	2. 执行手卫生规范,掌握手卫生指征、洗手方法,洗手设施符合要求	查看现场,一项不符合要求扣1分	3
	3. 隔离患者置单间并有隔离标识,按照隔离技术规程进行接生和护理	查看现场或提问,一项不符合要求扣0.5分	3
	4. 严格遵循无菌原则和无菌物品管理原则,并加强个人职业防护	查看现场,一项不符合要求扣1分	3
	5. 每月协助院感染办公室对物品、物体表面、医务人员的手、使用中的消毒液、空气等实行目标性监测,有记录,结果异常有原因分析和整改措施	查看资料,一项不符合要求扣0.5分	3
	6. 各类物品消毒、处置符合要求;医疗废物分类收集、处置符合要求	查看现场,一项不符合要求扣0.5分	3

备注:检查发现不符合质量标准的项目,在该项目后面打×,并注明原因;

护理质量符合率＝检查合格项目数÷检查项目总数(30)×100％

第四节　儿科护理质量评价标准

病区＿＿＿＿＿　时间＿＿＿＿＿　检查人＿＿＿＿＿　检查结果＿＿＿＿＿分

评价指标	评价内容	评分方法	分值
质量安全管理（40分）	1. 急救物品齐全,管理做到"五定、二及时",保持完好备用,急救仪器使用说明,定期保养和使用记录。抢救车有急救物品基数表,摆放有序,每周清点,账物相符,用后及时补充并按要求封存	查看扮救车、仪器,一处不符合要求扣1分	5

（续　表）

评价指标	评价内容	评分方法	分值
质量安全 管理 （40分）	2. 新生儿佩戴腕带，信息项目规范、完整（病区、床号、住院号、性别、年龄、诊断等）	检查腕带标识内容是否清晰，项目是否规范，一项不符要求扣1分	5
	3. 有新生儿出、入院流程。新生儿入院时，与家属当面进行新生儿体格检查，戴好腕带标识，新生儿出院时，和家属当面核对腕带标识，同时进行体格检查，向家属做好出院后的护理指导	向家属做好必要的告知并签字，现场查看患者，一项不符合要求扣1分	4
	4. 制定空气清洁保障措施，针对新生儿用物的日常消毒和终末消毒措施及预防交叉感染的制度	查看资料和现场，一项不符合要求扣1分	5
	5. 严格"三查七对"制度，切实预防医疗差错事故的发生。制定并实施护理差错报告和管理制度	现场查看，一项不符合要求扣1分	4
	6. 温箱、蓝光治疗箱内放置温度计、湿度计，以便及时发现问题	现场查看，一项不符合要求扣1分	4
	7. 加强新生儿病房各出、入口的管理，工作人员出入新生儿病房必须随手锁门，严防婴儿丢失。随手关闭温箱门窗，拉上床栏，严防坠床	现场查看，一项不符合要求扣1分	5
	8. 密切观察病情变化，做到"五及时"（巡视患者及时、发现病情及时、报告医师及时、处理及时、记录及时）	现场查看和查看记录，一项不符合要求扣1分	4
	9. 危重患儿的转科交接符合要求，转运及外出检查有医务人员护送，备相应急救用物	现场查看和查看记录，一项不符合要求扣1分	4
病情观察与 治疗护理 （25分）	1. 严格执行交接班制度，每班婴儿床头交接病情，护理记录客观、及时、准确、完整。重症监护患儿每小时有记录，病情变化时随时记录	查看现场和资料，一项不符合要求扣1分	3
	2. 落实各项基础护理，床单位清洁、无渣，床褥无潮湿、无污迹，床单无皱褶。患儿衣裤整洁、无污迹，保持皮肤清洁和完整性，无红臀	查看现场和资料，一项不符合要求扣0.5分	4
	3. 护士对危重患儿做到"八知道"	抽查护士，一项不知道扣0.5分	3

评价指标	评价内容	评分方法	分值
病情观察与治疗护理（25分）	4. 输液（血）加强巡视，做好记录，无外渗、肿胀，并有安全保护措施	现场查看，一项不符合要求扣1分，液体外渗造成局部坏死者全扣	4
	5. 各种导管、引流管保持固定通畅，标识明显，护士知晓管道护理相关知识	现场查看和查护士，导管脱落全扣，其他一项不符合扣1分	4
	6. 配奶间有专人管理，按配奶操作规程执行，用具存放规范合理，有消毒制度及记录	无配奶操作规程，扣1分	3
	7. 给新生儿喂奶时应抱起或采取头高侧卧位，防止误吸入呼吸道。喂奶后严密观察，防止呕吐、溢奶引起窒息	现场查看，一项不符合要求扣1分	4
消毒隔离管理（35分）	1. 工作人员入室前更换入室衣、帽、鞋，洗手、戴口罩，外出另换外出衣、帽、鞋。每次检查与护理前后常规洗手。严格执行探视制度，非本科工作人员不能随意进入新生儿病房	现场查看，一项不符合要求扣1分	3
	2. 新生儿病房工作人员每年体检1次，如带有致病菌如皮肤化脓感染者暂调离新生儿室工作	查看记录，一项不符要求扣1分	3
	3. 每日进行空气消毒、通风；做婴儿温箱、床单位的终末消毒，温箱水槽的水每日更换，做好各种治疗处置台面等日常清洁，维持病房内的高度洁净、整齐	查看现场及资料，无记录全扣，记录不详酌情扣分	3
	4. 传染性疾病、耐药菌感染的新生儿，放置隔离间，感染性新生儿与非感染性新生儿分区放置，同类感染的新生儿集中放置	现场查看，耐药菌感染未入隔离间扣1分，感染新生儿与非感染新生儿未分区放置扣1分，同类感染未集中放置扣1分	3
	5. 对高危新生儿（早产儿）采取额外保护性隔离	早产儿无相对独立区扣2分，护理人员衣袖入暖箱扣2分	4
	6. 婴儿所用物品均实施"一人一用一消毒"，奶液现吃现配，奶嘴、奶瓶高压灭菌后备用，并有每月抽样检验	查看资料和记录，一项不符合要求扣1分	3
	7. 定期更换尿片	现场查看，一处不符合要求扣1分	3
	8. 人人参加感染控制知识培训，并注意观念的不断更新，手卫生意识强，医疗垃圾的分类处置合理	查看记录和现场，不符合要求扣1分	4
	9. 新生儿床上用品每天更换，出院患儿床单位终末消毒	现场查看，一人不符合要求扣1分	3

（续　表）

评价指标	评价内容	评分方法	分值
	10. 呼吸机的管道、吸氧管、吸引器管道等按要求施行清洁、消毒、更换	一项不合格扣 1 分	3
	11. 设立科室院感监控员,负责院感管理及目标监测,记录规范,发现问题及时报告、及时整改	查看资料,一项不合格扣 1 分	3

备注:检查发现不符合质量标准的项目,在该项目后面打×,并注明原因;

护理质量符合率=检查合格项目数÷检查项目总数×100%

第五节　透析专科治疗护理质量评价标准

病区＿＿＿＿＿　时间＿＿＿＿＿　检查人＿＿＿＿＿　检查结果＿＿＿＿＿分

评价指标	评价要点	评价方法	分值
行为规范 （10 分）	1. 仪表端庄,动作轻稳,举止沉着,做到不穿高跟硬底鞋,不佩戴首饰,不浓妆艳抹,戴帽、穿工作服符合要求并佩戴胸牌 2. 坚守岗位,上班时不闲坐,不聊天,不干私活 3. 排班表人员班次与在岗情况相符,按计划休假 4. 做到“四轻”:说话轻、走路轻、操作轻、关门轻 5. 工作环境安静、整洁,秩序良好;工作期间手机处于震动状态,不在患者面前接听电话 6. 护士服务态度良好,不与患者及其家属争执,保护患者隐私	现场查看,提问护士,一项不符合扣 1 分	10
规章制度 （15 分）	1. 对护士的履职能力进行定期评价,各岗位配置符合规范 2. 各项规章制度健全并及时修订、增补,有培训,护士知晓,有落实、考核和追踪评价方法 3. 对护理核心制度有培训、考核、分析、反馈及整改措施 4. 有传染病患者隔离制度与具体措施,并落实 5. 有透析液和透析用水质量监测制度与执行的流程 6. 有定期护理查房、病例讨论制度,有疑难护理问题进行护理会诊的工作制度,并落实	现场查看落实情况;提问护士、护士长,知晓修改前后的异同点;查阅资料,一项不符合要求扣 1 分	15

评价指标	评价要点	评价方法	分值
规章制度 （15分）	7. 有主动报告护理安全（不良）事件的制度与流程，科室每月进行护理质量分析，知晓率100％ 8. 有危重患者风险评估、安全护理制度，有措施，有落实 9. 有血液净化岗位护士准入标准和准入管理制度，有落实 10. 有重点环节（包括用药、输血、治疗、标本采集、安全管理等）应急管理制度，有培训，知晓率100％ 11. 各项护理流程、操作规程健全，及时修订、增订，有培训，护士知晓，有落实、考核和追踪评价方法 12. 有输血反应处理制度与流程、预案，有输血过程及质量管理监控和效果评价的制度与流程；输血前严格执行双人查对签名制度，按照输血技术操作规程进行操作，观察记录输血过程 13. 有医嘱核对与处理流程，有查对制度并提供符合相关操作规范的护理服务，有记录 14. 有安全用药工作流程及患者用药与治疗反应的制度与流程 15. 有常见并发症（透析中低血压、肌肉痉挛、恶心、呕吐、头痛、胸痛和背痛、皮肤瘙痒、失衡综合征、透析器反应、心律失常、溶血、空气栓塞、发热、透析器破膜、体外循环凝血）的紧急处理流程 16. 有临床护理技术操作（静脉输液、各种注射等）常见并发症的预防与处理规范，知晓率100％ 17. 护理常规与专科发展相适应，及时修订、增订，有培训，护士知晓，有落实、考核和追踪评价方法 18. 有院内紧急意外事件（停电、停水、火灾）的应急预案，有专科特色的护理突发事件应急预案，定期培训、演练、考核、分析、反馈及整改 19. 有医院感染紧急情况的处理预案，并能定期演练 20. 有输液泵、注射泵、监护仪、吸引器等常用仪器和抢救设备使用中可能出现的意外情况的处理预案及措施 21. 有血液净化专科操作SOP，定期培训、考核、分析、反馈及整改 22. 有意外情况及并发症的登记，对重点环节和影响医疗护理安全的高危因素、问题和缺陷进行监测、分析、反馈、定期演练，持续改进有成效		

评价指标	评价要点	评价方法	分值
护士培训 （10分）	1. 有"三基""三严"培训计划：理论、操作定期考核，覆盖率100%，达标率100%，有记录 2. 护士规范化培训实行导师制、专人带教，有阶段性培训计划，定期考核，达标率100%，对导师定期考核，与绩效挂钩 3. 按照《专科护理领域护理培训大纲》等要求制订具有专科特色的专科培训计划，依据护士分级进阶体系的岗位准入审核要求进行分层培训与考核；有专科护理人才培养目标，培训并组织实施，落实高级职称人员、专科护士使用管理规定 4. 有危重患者护理理论和技术培训计划，对危重患者护理常规及抢救技能、生命支持设备操作、患者病情评估与处理、紧急处理能力进行考核 5. 熟练掌握心肺复苏3个阶段的ABCD四步法的技能，有考核，有评价，有记录 6. 每周进行业务学习，全科护理人员参与，有实效 7. 护士长或责任组长每周进行床边查房，有记录，查房结果与护士考核挂钩 8. 有保洁员培训计划，考核合格后上岗，并有记录 9. 参加有针对性的继续教育培训，继续教育达标率100%	现场查看落实情况；提问护士、护士长；查阅资料，一项不符合要求扣2分	10
科室管理 （15分）	人员管理 （3分） 1. 护士长了解科室具体情况（护士、患者） 2. 科室排班结合护士需求，兼顾医疗安排、病情需要，实行弹性排班，适时微调，以适应工作需要 3. 有科室护理人员弹性调配方案并落实 4. 每月对护理人员的工作量、工作质量、患者满意度、护理难度、技术要求及夜班等进行绩效考核，体现优劳优得、多劳多得，结果与评优、晋升、薪酬挂钩，有记录	现场查看，提问护士，一项不符合扣1分	15
	环境要求 （3分） 1. 环境整洁、舒适、安静、通风良好 2. 布局和流程满足工作需要，符合医院感染控制要求，严格区分清洁区、半污染区和污染区	现场查看、现场考核，一项不符合要求扣1分	

评价指标	评价要点		评价方法	分值
科室管理 （15分）		3. 具备相应的工作区,包括普通透析治疗区、隔离透析治疗区、水处理间、治疗室、候诊区、接诊区、储存室、污物处理区和医务人员办公区等基本功能区域 4. 每个血液透析单元由一台血液透析机和一张透析床（椅）组成,使用面积≥3.2m² 5. 患者及工作人员进入血液净化中心应换鞋、更衣 6. 透析机器设备完好,床单元设备带功能完好,能满足医疗救治及医院感染控制的要求 7. 丙型病毒性肝炎分区、专区专机透析,护理人员相对固定 8. 患者和家属在透析中心禁止吸烟		
	急救物品 （4分）	1. 急救仪器（除颤仪、心电监护仪、抢救车等）性能良好、专人管理、班班交接,有记录 2. 设有急诊专用的血液透析机器 3. 氧气设备齐全,处于备用状态 4. 吸引器清洁,按要求消毒处理备用 5. 抢救车药品齐全,开口器、简易呼吸器、血压计等齐全,执行"五定"管理（定时核对、定人保管、定点放置、定量供应、定期消毒）	现场查看、现场考核,一项不符合要求扣1分	
	药品、器材 （5分）	1. 各类药品、物品分类定点放置、标签清晰、无过期变质、专人负责、有登记 2. 贵重仪器设备专人管理,挂有操作流程图,保持清洁、整齐、功能完好,仪器设备有使用记录及维修保养登记 3. 库房清洁、整齐,物品分类放置有序,一次性耗材分类存放,按有效期顺序放置 4. 高危药品有警示标识,独立存放 5. 毒、麻药品双人双锁专人管理、账物相符,用时双人查对,用后及时登记补充 6. 液体放置规范,定期检查有效期,管理符合要求	现场查看、现场考核,一项不符合要求扣1分	

评价指标	评价要点	评价方法	分值
科室管理 （15 分）	7. 治疗室内冰箱应使用冰箱温度计持续监测，保持清洁，物品分类摆放整齐，患者寄存药品有标签、有登记，账物相符、专人管理 8. 固定资产账物相符，有登记，并按规定定期清点 9. 血液透析机器专人管理，保持清洁、功能良好，处于备用状态，有使用记录及维修保养登记		
透析前准备 （15 分）	1. 热情接待，进行实名制登记，协助患者更衣、称体重，测量生命体征，所有治疗均签署知情同意书	现场查看，问患者，一项不符合扣1分	2
	2. 传染病患者严格按照规定分区安置，严格执行隔离措施	现场查看，一项不符合不得分	5
	3. 正确评估患者，掌握患者病情变化、治疗、护理、检查等情况，为患者制订血液透析护理计划	现场查看，询问患者，一项不符合扣1分	4
	4. 透析前做好解释工作，告知治疗目的、操作过程及操作后注意事项		3
	5. 执行查对制度，做到透析床位、机器位、透析器、血路管道信息一致	现场查看，查对医嘱，一项不符合不得分	4
	6. 检查血液透析机器，确保性能完好，检测、消毒到位	现场查看，一项不符合不得分	2
透析中护理 （25 分）	1. 按医嘱正确设置各种治疗参数，确保血液透析的充分性	现场查看，查对医嘱，一项不符合不得分	4
	2. 熟练掌握专科护理技术，遵守专科操作规程	现场查看，提问护士，一项不符合扣1分	3
	3. 执行医疗锐器伤的职业防护措施及流程	现场查看，提问护士，一项不符合扣1分	2
	4. 按照要求每小时测血压1次，密切观察机器运行及血管通路是否漏血或渗血，遇有患者不适或病情变化及时汇报处理并记录，随时监测生命体征变化	现场查看，询一项不符合扣2分	2
	5. 有危重患者安全防护工具（床栏、约束带等），"预防跌倒"提示醒目	现场查看，一项不符合扣1分	2
	6. 透析过程中做好健康教育及沟通，处理可能存在的医疗护理服务隐患		2
	7. 透析记录做到及时性和真实性		2

（续　表）

评价指标	评价要点	评价方法	分值
	8. 透析过程中防止透析相关并发症如低血压、失衡反应、体外循环凝血的出现		2
	9. 正确、及时留取各种标本,做好各项治疗护理		2
	10. 透析过程中及时与患者沟通,发现并处理可能存在的护理服务隐患	现场查看,询问患者,一项不符合扣1分	2
	11. 透析过程中严格遵照感染控制的各项制度和标准操作规程,避免血液透析室感染性疾病或暴发事件发生	现场查看,查对医嘱,一项不符合不得分	2
透析后护理（10分）	1. 透析后治疗效果达标,机器治疗参数达标		5
	2. 血管通路护理到位,无渗血、漏血及内瘘杂音减弱现象发生	现场查看,一项不符合扣2分	3
	3. 做好垃圾分类及机器、床单位等终末处理		2

备注:检查发现不符合质量标准的项目,在该项目后面打×,并注明原因;

护理质量符合率＝检查合格项目数÷检查项目总数(83)×100%

第六节　重症监护病房护理质量评价标准

病区_____　时间_____　检查人_____　检查结果_____分

评价指标	评价要点	评价方法	评分标准
工作人员管理（3分）	1. 工作人员仪表整洁,举止大方	现场查看,缺一项扣0.5分	1
	2. 工作人员操作轻、走路轻、说话轻		1
	3. 进修护士、轮转护士培训有登记、有考核		1
护理操作（10分）	1. 严格无菌操作,手卫生实施符合规范	现场查看,缺一项扣0.5分 现场提问护士,一项不合格扣0.5分	2
	2. 严格"三查七对"		3
	3. 各种操作前后洗手、戴口罩,做好解释工作		2
	4. 根据药物性质调节输液速度		1
	5. 按时巡视,药品无过期,药液配制有时间、有签名		2
仪器设备管理（8分）	1. 各仪器设备性能完好、备用,定点、定位放置	现场查看,缺一项扣0.5分	2
	2. 各仪器设备附有操作流程和注意事项		2
	3. 仪器定期检查、维护、保养记录、使用登记齐全		2
	4. 物品准备齐全、定位放置,无失效,取拿方便		2

（续 表）

评价指标	评价要点	评价方法	评分标准
急救车管理（20分）	1. 急救车清洁无灰尘,物品摆放有示意图	现场查看,缺一项扣0.5分	1
	2. 急救药品数量齐全,使用有登记,24h内及时补充		3
	3. 物品齐全,正解分类放置		2
	4. 碘伏、乙醇在有效期内,压舌板、开口器清洁、已消毒		3
	5. 手电电储备足,性能好		1
	6. 一次性物品无过期,无破损		2
	7. 简易呼吸器清洁完好,护士熟练使用		5
	8. 有心肺复苏按压板		1
	9. 急救车处于应急状态		1
	10. 每周一护士长有检查签字		1
制度及常规（7分）	1. 熟悉ICU相关制度及操作流程	现场查看,缺一项扣0.5分 现场提问护士,一项不合格扣0.5分	3
	2. 熟悉各种抢救流程		5
环境管理（4分）	1. 病室及床单位整洁、无异味,患者环境治疗安全	现场查看,缺一项扣0.5分	2
	2. 严格的家属探视制度		2
安全管理（12分）	1. 危重症患者有腕带,有床档,床尾有警示标识	现场查看,缺一项扣0.5分	2
	2. 病危患者有护理计划		2
	3. 患者体位舒适,符合病情		2
	4. 护理记录及时、准确,体现专科护理与阳性体征		2
	5. 有翻身、皮肤保护措施与记录		2
	6. 无护理并发症(压疮、坠床、拔管等)		2
基础护理（14分）	1. 按时口腔护理或洗漱	现场查看,缺一项扣0.5分 现场提问护士,一项不合格扣0.5分	2
	2. 皮肤清洁无污染、无异味,无红肿,无破溃		2
	3. 头发整齐,胡须短,指(趾)甲短(三短)		2
	4. 床单位平整、病衣裤整洁(六洁)		2
	5. 各项护理措施落实有效,满足患者所需		2
	6. 掌握患者营养和饮食状况,做好护理		1
	7. 关注患者睡眠情况,有促进睡眠的措施		1
	8. 严密观察患者大小便情况,及时处理排便异常及相关并发症		2

（续　表）

评价指标	评价要点	评价方法	评分标准
监测病情措施管理（12分）	1. 按分级护理及时巡视病房，观察病情	现场查看，缺一项扣0.5分现场提问护士，一项不合格扣0.5分。	2
	2. 知晓监测项目正常值与意义		2
	3. 检测仪器摆放安全，各导线整理清洁有序		2
	4. 熟悉危重症患者床号、姓名、诊断、病情、治疗、饮食、护理措施、心理状况（八知道）		4
	5. 及时解决患者生活需求，必要时做好心理护理		2
各种管道管理（10分）	1. 各种管道有导管评估，有预防导管滑脱登记表及预防相关导管感染的措施	现场查看，缺一项扣0.5分	2
	2. 各种管道有名称、有日期，有更换日期		2
	3. 人工气道管理、呼吸机管道及相关护理符合要求		2
	4. 胃管、尿管、集尿袋、引流袋按时更换		2
	5. 各种管路妥善固定，无扭曲打折，无意外拔管，护士掌握脱管的应急处理流程		2

备注：检查发现不符合质量标准的项目，在该项目后面打×，并注明原因；

护理质量符合率＝检查合格项目数÷检查项目总数×100%

第七节　急诊护理质量评价标准

病区_____　时间_____　检查人_____　检查结果_____分

评价指标	评价要点	评价方法	分值
护士管理（10分）	1. 着装、仪表符合要求，正确佩戴胸牌	现场查看，一项不符合扣2分	2
	2. 热情接待患者，礼貌待人，语言规范	现场查看，一项不符合扣2分	2
	3. 护理人员熟悉岗位职责、护理核心制度	现场提问，一项不符合扣2分	2
	4. 遵守劳动纪律，工作区域无特殊情况不使用手机	现场查看，一项不符合扣2分	2
	5. 不在护士站、治疗室、处置室做与工作无关的事情	现场查看，一项不符合扣2分	2
环境管理（10分）	1. 各诊室物品摆放整齐、有序、有标识	现场查看，一项不符合扣2分	2
	2. 各治疗车、治疗盘、储物柜无灰尘	现场查看，一项不符合扣2分	2
	3. 平车、轮椅清洁，定点放置，定期消毒	现场查看，一项不符合扣2分	2
	4. 诊区环境整洁，病床床单元整洁、无污渍	现场查看，一项不符合扣2分	2
	5. 污染区与清洁区标识明显	现场查看，一项不符合扣2分	2

（续　表）

评价指标	评价要点	评价方法	分值
分诊管理（30分）	1. 正确分诊,指导挂号,合理安排候诊患者就诊。维护患者就诊秩序,无投诉等不良事件发生	现场查看,一项不符合扣2分	4
	2. 救护车患者来诊主动出迎,根据病情分级安排就诊,危重患者送至相应区域,登记患者信息	现场查看,一项不符合扣2分	4
	3. 发热(体温≥37.2℃)患者,腹泻患者,正确引导至发热、肠道门诊,发热患者有信息登记	现场查看,一项不符合扣2分	4
	4. 明确三无人员、交通事故、酗酒、吸毒等特殊患者就诊流程	现场提问,一项不符合扣2分	4
	5. 明确群发伤预案启动流程、院内急救流程	现场提问,一项不符合扣2分	4
	6. 遇重大抢救或突发事件及时通知医院有关部门	现场提问,一项不符合扣2分	4
	7. 定期检测消毒液浓度并记录	现场检查,一项不符合扣3分	3
	8. 定期进行消防安全巡查及抢救室、各诊室空气消毒	现场检查,一项不符合扣3分	3
抢救室管理（30分）	1. 布局合理,定时通风,标识齐全	现场检查,一项不符合扣2分	2
	2. 护理人员能熟练使用仪器设备,能掌握仪器设备使用中出现意外情况的应急预案	现场情景模拟,一项不符合扣2分	4
	3. 危重抢救患者开通绿色通道,先抢救,后挂号、收费	现场检查,一项不符合扣3分	3
	4. 有危急值报告制度,有登记并对阳性结果及时采取措施	现场检查,一项不符合扣3分	3
	5. 有保护患者隐私的措施和意识	现场检查,一项不符合扣2分	2
	6. 护理人员掌握急诊常见疾病的抢救流程	现场检查,一项不符合扣3分	3
	7. 护理人员掌握口头医嘱执行制度	现场提问,一项不符合扣3分	3
	8. 抢救记录完整、及时、真实	现场检查,一项不符合扣2分	2
	9. 急诊患者与病房、手术室之间转科有交接记录单	现场检查,一项不符合扣2分	2
	10. 对疑似传染病患者应及时隔离,做好终末消毒处理	现场检查,一项不符合扣3分	3
	11. 严格执行无菌操作技术和洗手原则	现场检查,一项不符合扣3分	3
急救药品和器材（20分）	参考急救药品与器材护理质量评价标准	现场检查,一项不符合扣2分	20

备注:检查发现不符合质量标准的项目,在该项目后面打×,并注明原因;

护理质量符合率=检查合格项目数÷检查项目总数×100%

第八节 手术室护理质量评价标准

病区_____ 时间_____ 检查人_____ 检查结果_____分

评价指标		评价要点	评价方法	标准分值
护理管理质量（40分）	布局（7分）	1. 手术室各区布局合理，分区明显，标识清楚。一般手术部设有非限制区、半限制区、限制区，各区之间设分区隔断门；辅助用房应当按规定分洁净辅助用房和非洁净辅助用房，并设置在洁净手术部和非洁净手术部的不同区域	现场查看，一项不符合要求扣0.5～1分	2
		2. 设工作人员出入通道、患者出入通道、污物通道，功能合理，污洁区域分开。物流从污→净→无菌，人流从污→净，无交叉和逆行；洁净手术部采取有效的连续布置的净化流程		2
		3. 手术间数量与辅助用房配置能满足医院日常手术工作量		1
		4. 每手术间限设一张手术床		2
	设施（7分）	1. 手术间基本设置、设施配备符合要求	现场检查有无医用气体标识、必需设备设施，一项不符合要求扣0.5分	1
		2. 医用气体根据需要设置，氧气、压缩空气、二氧化氮、负压吸引等标识清楚		1
		3. 手术器械配置能满足手术需要		1
		4. 精密、贵重仪器根据医院开展手术情况配置，必备设备配置到位		1
		5. 急救设备按要求配置		1
		6. 设施、设备功能完好并处于备用状态		2
	人员（6分）	1. 人员编制合理，根据工作需要，配备适当数量的辅助工作人员和设备技术人员	查看相关文件和资料。抽查护士业务技能掌握情况，一项不符合要求扣0.5～1分	1
		2. 人员资质符合要求，梯队结构合理		1
		3. 有分层次手术护士培训计划，组织全科护士开展专科知识、常用技能培训，每个月1～2次，有课件备查		1
		4. 定期进行专科知识、业务技术考核，做好记录		1
		5. 建立层级管理模式，设护士长领导下的手术专科组长-专科护士的层级管理		1
		6. 有人力资源应急方案		1

（续　表）

评价指标		评价要点	评价方法	标准分值
护理管理质量（40 分）	安全管理（20 分）	1. 有手术部工作制度、手术安全管理制度、接送患者制度、手术安全核对制度、手术器械敷料清点制度、标本管理制度、药品管理制度、输血查对制度、参观制度、手术患者交接制度、技术操作流程、手术分级管理制度、手术护理配合常规等并严格落实	查看资料和现场,缺一项制度扣 0.5 分,一处不符合要求扣 0.5 分	3
		2. 有质控小组与评价标准,有年计划、年终总结;有每日护理工作检查记录;与手术科室和患者的沟通意见反馈每季度不少于 1 次;每月有质量自查、召开护理质量分析会进行质量讲评分析,有护理缺陷记录和持续改进措施	查看资料,缺一项扣 0.5 分	3
		3. 有停水、停电、停冷气与停暖气、停空气净化系统、医用气体泄漏和失火等突发事件应急预案和处置流程,快速有效应对意外事件	查看资料,缺一项扣 0.5 分,提问护士,回答不全扣 0.5 分	3
		4. 有手术部质量管理档案追溯制度和手术相关不良事件报告程序。每月进行手术切口感染病例的调查、统计与分析,查找原因,制定整改措施	查清洁切口追踪本、不良事件护理缺陷报告时间、经过、原因分析、整改措施,缺一项扣 0.5 分	2
		5. 有手术中安全用药制度,加强特殊药品管理。静脉药物、静脉液体、外用药物专柜分类存放,专人负责,定期检查,急救物品完好率 100%	现场查看,提问护士,一项不合格扣 0.5 分	2
		6. 妥善保管和安全使用易燃易爆设备、设施及气体等,水、电、气、空调、空气净化设备有专人负责,定期检查和维护并记录	查看资料,缺项扣 1~2 分	2
		7. 制定并落实职业暴露防护和处理措施,防护用品及设施配备齐全,使用方法正确	现场查看,提问护士,一项不符合要求扣 0.5~1 分	1
		8. 有各种体位用物,根据患者病情合理安置手术体位,避免体位不当造成手术患者的皮肤、神经、肢体的损伤		2
		9. 按手术分级管理制度安排手术间和手术人员	查手术安排表,一项不符合要求酌情扣 0.5~1 分	1
		10. 有急诊手术患者"绿色通道"的具体措施并落实		1

评价指标	评价要点	评价方法	标准分值
护理工作质量（20分）	1. 接送患者的工作人员按要求详细查对患者身份信息资料（包括腕带、病历、床头卡），手术推车加护栏或约束带，危重患者有医师一同护送，如实填写"手术患者交接记录卡"	现场查看，未执行或无记录每项扣1～2分，抽查腕带标识信息、手术部位、手术器械、标本、交接记录等核对情况，查看记录，无亲笔签名或提前填写扣2分，现场查看，核查患者身份、手术部位、手术方式有误全扣，一项不符合要求扣1分	2
	2. 严格执行手术安全核对制度（麻醉实施前、手术开始前和患者离开手术室前）		4
	3. 及时、准时填写《手术安全核查表》，有手术医师、麻醉医师和手术室护士三方亲笔签名		4
	4. 准确执行术中口头医嘱；各类急救药品、物品处于备用状态，设备无故障，药品无过期，各种急救措施到位	现场查看，查看记录，不合格扣1～2分	2
	5. 手术前、关闭体腔前、关闭体腔后清点核对手术器械、敷料，术中增减器械、敷料及时记录，执行者签名		6
	6. 执行手术标本送检程序，交接核对签字无误，准确及时送检标本	现场查看，一例不合要求扣1分，未及时送检全扣	2
医院感染控制（40分）	1. 有医院预防感染相关规章制度和工作规范并落实。根据医院感染控制要求合理安排各专科手术，手术间净化级别与手术需求相适应	查看资料，提问护士，缺一项扣0.5分	3
	2. 手术部（室）的工作区域，每日清洁、消毒一次，平面整洁；手术完毕、连台手术之间应进行清洁消毒。被血渍、体液污染的区域要及时消毒清洁；洁净手术部（室）须达到自净要求后方可连台手术	现场查看，提问护士，未达要求扣1～3分	3
	3. 无菌物品无菌质量可靠，无过期物品，包装材料符合GB/T19633的要求，消毒、灭菌合格率100%。使用中的消毒剂、灭菌剂合格率100%	抽查无菌物品，一个包不符合要求扣1分，包装材料不合要求扣2分；消毒剂、无菌剂不合要求扣2分	6
	4. 接触患者皮肤、黏膜的麻醉器械、器具及物品一人一用一消毒；一次性医疗器具不得重复使用	现场查看，未执行每项扣2分	4
	5. 手术人员着装符合要求，严格执行手卫生规范。刷手间设施符合外科手消毒规范要求，有外科手清洗消毒流程图	现场查看，抽查护士洗手程序，不合要求酌情扣分	4

（续 表）

评价指标	评价要点	评价方法	标准分值
医院感染控制（40分）	6. 遵守无菌技术操作原则,实施标准预防	现场抽查护士无菌技术操作,违反原则全扣	5
	7. 协助医院感染控制科对物品、物品表面、医务人员的手、使用中的消毒液、空气等实行目标性监测每个月1次,有记录,结果异常有原因分析和整改措施。洁净手术部空气净化系统监测达标,无菌手术切口感染率≤1.5%	查监测资料,缺一项扣0.5分	5
	8. 按时执行围术期抗生素	查对临时医嘱,未按时执行者全扣	3
	9. 隔离手术安置在隔离手术间或负压手术间,隔离措施到位,正确使用防护用品,手术间环境及手术物品严格按照医院感染控制的要求进行清洁消毒处理	查看资料,提问护士,缺一项扣0.5分	3
	10. 医疗废物管理应当按照《医疗废物管理条例》及有关规定进行分类、处理	现场抽查,处理不合要求全扣	4

备注:检查发现不符合质量标准的项目,在该项目后面打×,并注明原因;

护理质量符合率＝检查合格项目数÷检查项目总数×100%

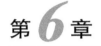

第**6**章

临床护理单元护理质量评价标准

第一节 呼吸内科护理质量评价标准

床号_____ 诊断_____ 检查者_____ 得分_____

评价指标	检查内容及要求	考评方法	评分标准	扣分原因
入院护理 （20分）	1. 责任护士主动热情接待患者,并做自我介绍	实地查看	2	
	2. 测量生命体征、测体重和身高	实地查看	2	
	3. 讲解并签署住院须知	查阅资料	2	
	4. 介绍主治医师、科主任、护士长、责任护士等相关人员	询问患者及其家属	2	
	5. 病区环境介绍(护士站、物品放置及标本留置处等)	询问患者及其家属	2	
	6. 向患者介绍床旁呼叫器、床档等病房设施的使用方法	询问患者及其家属	2	
	7. 向患者及其家属讲解探视、陪护制度	询问患者及其家属	2	
	8. 向患者介绍优质护理服务内容,告知并签字	查阅资料	2	
	9. 对患者进行入院评估,如有压疮、跌倒、坠床等高危患者应有警示标识并建立高危随访记录单	查阅资料	2	
	10. 对患者进行营养风险筛查,根据医嘱做好订餐工作	查阅资料	2	
住院期间护理 （60分）	1. 基础护理 (1)根据患者护理等级做好基础护理	考核护士、查看相关记录、实地查看 请患者复述、实地查看	3	
	(2)床单位整洁,做好患者的"三短六洁"		3	
	2. 休息与卧位 (1)根据病情及护理常规给予患者舒适卧位(大咯血、肺栓塞急性期患者绝对卧床,呼吸机辅助呼吸患者取半坡卧位等),预防压疮等并发症		3	
	(2)患者活动原则与病情、护理等级相符		3	
	3. 营养与饮食 (1)根据营养风险筛查结果,遵医嘱给予合理营养		3	
	(2)责任护士掌握患者进食情况,根据病情控制摄入量		3	

（续 表）

评价指标	检查内容及要求	考评方法	评分标准	扣分原因
住院期间护理（60分）	4. 用药护理			
	(1)严格按照医嘱执行,用药及时、准确		2	
	(2)使用血管活性药物与化疗药物等特殊药物时能正确使用微量泵、输液泵,控制输液速度,使用期间严密观察,做好记录		2	
	(3)护士应掌握呼吸科常用药物的药理作用及不良反应		1	
	(4)药物过敏者有标识并有记录		1	
	5. 管道护理			
	(1)各种管路在位通畅、固定良好、标识清晰		2	
	(2)引流袋定期更换,观察引流液的颜色、性状及量并做好记录		2	
	(3)呼吸机正常运行,管道定期更换消毒并做好登记		1	
	(4)及时评估各种导管留置的必要性,及时拔管		1	
	6. 护理安全			
	(1)合理使用约束带,并签署知情同意书		1	
	(2)预防跌倒、预防猝死、防止坠床,绝对卧床者应告知注意事项		1	
	(3)床头安全警示标识与患者病情相符,患者及其家属掌握预防措施		1	
	(4)有非计划拔管风险评估,干预措施落实到位		3	
	7. 病情观察			
	(1)掌握患者"八知道",密切观察患者生命体征、神志、瞳孔变化		1	
	(2)观察患者病情变化、临床症状、阳性体征、饮食、睡眠、排泄、心理等存在的护理问题,采取合理的护理措施		1	
	(3)准确记录危急值并及时汇报医师,生做好登记和治疗		1	
	(4)急救物品处于完好备用状态,能熟练掌握各项急救仪器的使用,配合医师抢救		1	
	(5)熟练掌握心电监护、呼吸机等仪器的各种报警参数的意义及处理方法		1	
	(6)保持呼吸道通畅,协助患者有效咳嗽、排痰,观察痰液的性状、量及颜色并做好记录		1	
	(7)护理记录:危重护理记录做到及时、准确、连续、真实、客观、完整		1	
	8. 专科护理			
	(1)使用呼吸机患者保持呼吸机运行良好,管道通畅、无扭曲,及时倾倒冷凝水		1	
	(2)对Ⅰ型呼吸衰竭患者指导其掌握深呼吸技巧;对Ⅱ型呼吸衰竭患者指导其掌握腹式呼吸、缩唇呼吸技巧		1	
	(3)对使用呼吸机患者,观察呼吸机模式、参数、气道分泌物及并发症情况		1	
	(4)根据患者血气结果,结合病情遵医嘱给予合适的吸氧流量		1	

（续　表）

评价指标	检查内容及要求	考评方法	评分标准	扣分原因
住院期间护理（60分）	（5）对胸腔穿刺、纤维支气管镜检查等患者,护士按护理常规,遵医嘱做好相关术前准备和术后护理		1	
	（6）痰标本的留取方法准确、时间及时,并及时向医师反馈结果		1	
	9. 转运及外出检查:危重患者应携带抢救物品并有医护人员陪同		5	
	10. 健康教育与沟通			
	（1）患者基本了解疾病相关知识并能依从合理用药、饮食、活动等相关干预措施		2	
	（2）护患沟通有效、医患沟通有效		2	
	（3）做好心理护理		2	
出院护理（20分）	1. 责任护士根据医嘱通知患者及其家属出院	出院电话回访-核实-实地查看查看相关记录	2	
	2. 责任护士给患者做好出院健康教育		2	
	3. 责任护士指导患者出院后饮食、服药及门诊复查时间		2	
	4. 出院带药的患者能说出药物使用方法及注意事项		2	
	5. 根据专科疾病制定出院后护理重点,包括家用呼吸机使用、外带胃管及尿管的注意事项、家庭吸氧的注意事项等		2	
	6. 责任护士告知电话回访相关事宜		2	
	7. 向患者讲解办理出院手续流程、地点及复印病历相关事宜		2	
	8. 与转科护士做好患者、物品等交接,并填写转科交接单		2	
	9. 整理床单位及病房(监护仪、氧气装置、吸痰装置等)		2	
	10. 做好终末消毒处理工作并做好登记		2	

满分:100分

检查者:

检查时间:

第二节　心血管内科护理质量评价标准

床号_____　诊断_____　检查者_____　得分_____

评价指标	检查内容及要求	考评方法	评分标准	扣分原因
入院护理（20分）	1. 责任护士主动热情接待患者,并做自我介绍	实地查看	2	
	2. 测量生命体征、测体重和身高	实地查看	2	
	3. 讲解并签署住院须知	查阅资料	2	
	4. 介绍主治医师、科主任、护士长、责任护士等相关人员	询问患者及其家属	2	

（续　表）

评价指标	检查内容及要求	考评方法	评分标准	扣分原因
入院护理（20分）	5. 病区环境介绍（护士站、物品放置及标本留置处等）	询问患者及其家属	2	
	6. 向患者介绍床旁呼叫器、床档等病房设施的使用方法	询问患者及其家属	2	
	7. 向患者及其家属讲解探视、陪护制度	询问患者及其家属	2	
	8. 向患者介绍优质护理服务内容，告知并签字	查阅资料	2	
	9. 对患者进行入院评估，如有压疮、跌倒、坠床等高危患者应有警示标识，并建立高危随访记录单	查阅资料	2	
	10. 对患者进行营养风险筛查，根据医嘱做好订餐工作	查阅资料	2	
住院期间护理（60分）	1. 基础护理			
	（1）根据患者护理等级做好基础护理		3	
	（2）床单位整洁，做好患者的"三短六洁"		3	
	2. 休息与卧位			
	（1）根据病情及护理常规给予患者舒适卧位、预防压疮等并发症		3	
	（2）患者活动原则与病情、护理等级相符		3	
	3. 营养与饮食			
	（1）根据营养风险筛查结果，遵医嘱给予合理营养		3	
	（2）责任护士掌握患者进食情况，根据病情控制摄入量		3	
	4. 用药护理	考核护士、查看相关记录、实地查看		
	（1）严格按照医嘱执行，用药及时准确		2	
	（2）使用血管活性药物与抗心律失常等特殊药物时能正确使用微量泵、输液泵，控制输液速度，使用期间严密观察，做好记录		2	
	（3）护士应掌握心内科常用药物的药理作用及不良反应		1	
	（4）药物过敏者有标识并有记录		1	
	5. 管道护理	请患者复述、实地查看		
	（1）各种管路在位通畅、固定良好、标识清晰		2	
	（2）引流袋定期更换，观察引流液的颜色、性状及量，并做好记录		1	
	（3）了解IBPA反搏模式、反搏比及各种监测数据的变化，及时记录		1	
	（4）呼吸机正常运行，管道定期更换消毒并做好登记		1	
	（5）及时评估各种导管留置的必要性，及时拔管		1	
	6. 护理安全			
	（1）合理使用约束带，并签署知情同意书		1	
	（2）预防跌倒、预防猝死、防止坠床，绝对卧床者应告知注意事项		1	
	（3）床头安全警示标识与患者病情相符，患者及家属掌握预防措施		1	
	（4）有非计划拔管风险评估，干预措施落实到位		3	

（续 表）

评价指标	检查内容及要求	考评方法	评分标准	扣分原因
住院期间护理 （60分）	7. 病情观察 （1）掌握患者"八知道"，密切观察患者生命体征、神志、瞳孔变化 （2）观察患者病情变化、临床症状、阳性体征、饮食、睡眠、排泄、心理等存在的护理问题，采取合理的护理措施 （3）准确记录危急值并及时汇报医师做好登记和治疗 （4）急救物品处于完好备用状态，能熟练掌握各项急救仪器的使用，配合医师抢救 （5）熟练掌握心电监护、呼吸机等仪器的各种报警参数的意义及处理方法 （6）护理记录：危重护理记录做到及时、准确、连续、真实、客观、完整 8. 专科护理 （1）介入治疗做好患者术前准备（碘伏醇皮试、皮肤准备等） （2）介入治疗做好患者术前心理护理，患者掌握术前宣教 （3）术后病情观察（术区出血情况、手指活动情况、足背动脉、并发症等），及时发现异常、及时处理，并做好记录 （4）术后协助患者生活护理 （5）做好围术期活动指导 9. 转运及外出检查：危重患者应携带抢救物品并有医护人员陪同 10. 健康教育与沟通 （1）患者基本了解疾病相关知识，并能依从合理用药、饮食、活动等相关干预措施 （2）护患沟通有效、医患沟通有效 （3）做好心理护理		1 1 1 1 1 1 1 1 2 1 1 6 2 2 2	
出院护理 （20分）	1. 责任护士根据医嘱通知患者及其家属出院 2. 责任护士给患者做好出院健康教育 3. 责任护士指导患者出院后饮食、服药及门诊复查时间 4. 出院带药的患者能说出药物使用方法及注意事项 5. 患者能了解并掌握心内科常见病的急救措施 6. 责任护士告知电话回访相关事宜 7. 向患者讲解办理出院手续流程、地点及复印病历相关事宜 8. 与转科护士做好患者、物品等交接，并填写转科交接单 9. 整理床单位及病房（监护仪、氧气装置、吸痰装置等） 10. 做好终末消毒处理工作并做好登记	出院电话回访-核实-实地查看 查看相关记录	2 2 2 2 2 2 2 2 2 2	

满分：100分

备注：检查发现不符合质量标准的项目，在该项目后面打×，并注明原因，共抽查3名患者；

计算方法：护理质量合格率＝检查合格项目数/检查总项目数×100％

第三节　肾内科护理质量评价标准

床号＿＿＿＿　诊断＿＿＿＿　被查者＿＿＿＿　得分

评价指标	评价要点	评价方法	分值
入院护理（20分）	1. 主班护士热情迎接患者	现场查看、询问患者，不符合不得分	2
	2. 讲解并签署医患合约	查看病历，不符合不得分	2
	3. 护送患者至病床，安置舒适体位	现场查看，不符合不得分	2
	4. 主动向患者和其家属自我介绍，并介绍科主任、主管医师、病区护士长等相关人员	请患者或其家属复述，一项不符合扣1分	2
	5. 介绍病区环境、呼叫铃使用、作息时间、探视制度、贵重物品保管及离院责任制度	请患者或家属复述，一项不符合扣1分	2
	6. 入院全面评估，准确使用评估工具	现场查看，不符合不得分	2
	7. 根据病情及医嘱进行饮食宣教，并安排落实当天饮食	询问患者或其家属，一项不符合扣1分	2
	8. 向患者和其家属介绍发生紧急状况时的呼叫设备及使用方法，合理放置安全标识，宣教防护措施	请患者或其家属复述，不符合不得分	2
	9. 向患者和其家属简单介绍所患疾病相关知识及注意事项	请患者或家属复述，一项不符合扣1分	2
	10. 及时放置床头卡，协助患者佩戴腕带，做好"三短六洁"等基础护理工作，更换病号服	现场查看，一项不符合扣0.5分	2
住院期间护理（60分）	1. 病情观察	现场查看，提问护士，一项不符合扣2分	10
	(1)生命体征监测正确，及时报告并记录危急值		
	(2)掌握患者诊断、症状、阳性体征、饮食、睡眠、心理状态等		
	(3)能说出患者存在的护理问题，有护理措施和记录		
	(4)准确记录出入量，非透析患者尿量较以往差值＞1000ml或入量较尿量＞1000ml时通知医师		
	(5)患者电解质水平达危机值时，每日观察电解质紊乱的症状		
	2. 专科治疗护理配合：护士熟悉专科常见病(肾小球肾炎、泌尿系感染、肾结石、肾病综合征、急慢性肾衰竭)的临床表现、并发症及观察要点	现场查看，提问护士，一项不符合扣2分	15

（续　表）

评价指标	评价要点	评价方法	分值
住院期间护理（60分）	(1)肾穿刺活检患者术后注意监测生命体征,观察尿液颜色,正确记录出、入液量,按医嘱留取尿标本送检,并做好卧床期间的生活护理		
	(2)腹膜透析管、血液透析管置管术后注意监测生命体征,观察术区有无出血情况,及时报告医师并做好记录		
	(3)掌握腹膜透析的观察要点,腹膜透析过程中注意观察患者有无不适、引流是否通畅、引流液是否清亮、颜色有无异常,观察超滤量的动态变化并记录		
	(4)动静脉内瘘成形术后注意观察伤口出血情况,触诊有无震颤,指端有无缺血表现,正确抬高术侧肢体,避免术侧肢体受压,术后第3天开始术侧肢体做握拳运动		
	(5)床旁行连续性血液净化治疗时观察血压及血滤机参数变化并做好记录,注意监测抗凝剂的使用情况		
	(6)掌握动静脉内瘘、血液透析导管溶栓的观察要点,溶栓后注意观察动静脉内瘘、血液透析导管是否使用,患者局部有无出血、全身有无出血倾向		
	3. 休息与卧位	现场查看,一项不符合扣2分	5
	(1)符合护理常规要求,患者卧位舒适、安全、无压疮等护理并发症		
	(2)肾穿刺术前1d指导患者自我准备,练习俯卧位憋气10～20s,平卧位饮水及排尿		
	4. 营养与饮食护理	询问患者及其家属,一项不符合扣2分	10
	(1)慢性肾炎患者:给予低盐(<3g/d)、适量优质蛋白质饮食,水肿时限制水量摄入、少尿时限制含钾饮食,氮质血症患者限制蛋白质摄入[0.5～0.8g/(kg·d)],优质蛋白如牛奶、蛋类、瘦肉、鱼等		
	(2)急性肾衰竭患者:优质低蛋白、低钾、低钠(<500mg/d)饮食		
	(3)慢性肾衰竭患者:限制蛋白质摄入,给予低盐、低磷、优质蛋白质饮食		

评价指标	评价要点	评价方法	分值
住院期间护理（60分）	(4)肾性水肿：根据患者水肿情况做好相关护理与指导，患者掌握水肿护理相关知识，严重水肿者控制入量，入量＝前1d尿量加不显性失水(500ml)，限制钠盐摄入(2～3g/d)		
	(5)血液透析患者：低盐饮食，及时补充优质蛋白质，蛋白质摄入量1.2～1.4g/(kg·d)，严格控制摄入水量		
	(6)腹膜透析患者：低盐饮食，及时补充优质蛋白质，蛋白质摄入量1.2～1.4g/(kg·d)		
	5. 用药护理	现场查看，一项不符合扣1分	5
	(1)药物剂量、方法、浓度、时间严格按照医嘱		
	(2)使用血管活性药物及降压药物时静脉选择、维护方法、微量泵使用等符合规范要求，使用期间有观察、有记录		
	(3)有药物过敏史者有明显标识(一览表、床头卡、腕带、病历牌、门诊病历)		
	(4)掌握应用免疫抑制药、激素患者的不良反应及相关指导		
	6. 正确指导和帮助患者留取24h尿蛋白定量		5
	7. 基础护理：患者"三短六洁"到位，床旁桌桌面、床单位整洁干净，无尿渍、血迹，床下、床旁无杂物	现场查看，一项不符合扣1分	3
	8. 护理安全：各种管道通畅，标识清楚，定期更换，妥善固定，摆放合理，引流量记录准确	现场查看，一项不符合扣1分	2
	9. 转运护送：特殊检查有宣教、有交班，危重患者及活动不便患者外出检查或转科有专人陪护，并准备相关抢救设备	现场查看，一项不符合扣1分	2
	10. 健康教育与沟通	现场查看，一项不符合扣1分	3
	(1)患者了解腹膜透析的原理及目的，指导患者或其家属能熟练进行腹膜透析		
	(2)患者了解动静脉内瘘的日常维护，指导患者进行动静脉内瘘的功能锻炼		

（续　表）

评价指标	评价要点	评价方法	分值
住院期间护理（60分）	（3）患者对疾病相关知识了解，并能基本依从、合理饮食、正确用药等相关干预措施；患者及其家属认识责任护士、护士长，患者受到尊重，与护士建立良好护患关系，沟通有效		
出院护理（20分）	1. 责任护士根据医嘱通知患者或其家属	现场查看，询问患者或其家属，不符合不得分	2
	2. 告知出院手续办理流程及地点	询问患者或其家属，不符合不得分	2
	3. 做好出院宣教，发送出院健康宣教处方等资料	现场查看，一项不符合扣2分	4
	4. 做好出院预约，告知随访时间及咨询电话	电话回访核实，一项不符合扣1分	2
	5. 指导患者填写出院征求意见表	现场查看，不符合不得分	2
	6. 协助整理用物	现场查看，不符合不得分	2
	7. 整理护理用具（输液泵、监护仪、吸氧装置等）	现场查看，一项不符合扣1分	2
	8. 整理病历，完成出院患者护理文件书写	现场查看，不符合不得分	2
	9. 督促保洁员完成终末消毒处理工作，清洁床单位	现场查看，不符合不得分	2

满分：100分

备注：检查发现不符合质量标准的项目，在该项目后面打×，并注明原因，共抽查3名患者；

计算方法：护理质量合格率＝检查合格项目数/检查总项目数×100％

第四节　消化内科护理质量评价标准

床号_____　诊断_____　检查者_____　得分_____

评价指标	评价要点	评价方法	分值
入院护理（20分）	1. 主班护士热情迎接患者	现场查看、询问患者，不符合不得分	2
	2. 讲解并签署医患合约	查看病历，不符合不得分	2
	3. 护送患者至病房，安置舒适体位	现场查看，不符合不得分	2

（续　表）

评价指标	评价要点	评价方法	分值
入院护理（20分）	4. 主动向患者和其家属自我介绍,并介绍科主任、主管医师、病区护士长等相关人员	请患者或其家属复述,一项不符合扣1分	2
	5. 介绍病区环境、呼叫铃使用、作息时间、探视制度、贵重物品保管及离院责任制度	请患者或其家属复述,一项不符合扣1分	2
	6. 入院全面评估,准确使用评估工具	现场查看,不符合不得分	2
	7. 根据病情及医嘱进行饮食宣教,并安排落实当天饮食	询问患者或其家属,一项不符合扣1分	2
	8. 向患者和其家属介绍发生紧急状况时的呼叫设备及使用方法,合理放置安全标识,宣教防护措施	请患者或其家属复述,不符合不得分	2
	9. 向患者和其家属简单介绍所患疾病相关知识及注意事项	请患者或其家属复述,一项不符合扣1分	2
	10. 及时放置床头卡,协助患者佩戴腕带,做好"三短六洁"等基础护理工作,更换病号服	现场查看,一项不符合扣0.5分	2
住院期间护理（60分）	1. 病情观察	现场查看,提问护士,一项不符合扣2分	10
	(1)生命体征监测正确,及时报告并记录危急值		
	(2)掌握患者诊断、症状、阳性体征、饮食、睡眠、心理状态等		
	(3)能说出患者存在的护理问题,有护理措施和记录		
	(4)及时观察患者的临床表现,如恶心、呕吐、腹泻、发热、脱水及肠鸣音情况		
	(5)患者电解质水平达危机值时,每日观察电解质紊乱的症状		
	(6)胰腺炎患者注意观察腹痛的部位、性质、程度、范围及持续时间		
	(7)肝硬化患者注意观察意识、呼吸、腹围、腹痛、体重及24h出入量等变化情况		
	(8)呕血和黑粪:是消化道出血的特征性表现。胃内储血量到250～300ml可引起呕血,黑粪呈柏油样,提示每日出血量在50～70ml。如出现烦躁不安或神志不清、面色苍白、四肢湿冷、血压下降等表现,提示发生了休克,而此时的出血量一般超过全身血量的30%～50%,应及时汇报并做好抢救和记录		
	2. 专科治疗配合	现场查看,提问护士,一项不符合扣2分	10

（续　表）

评价指标	评价要点	评价方法	分值
住院期间护理（60分）	(1)胃肠镜检查治疗前做好术前宣教,指导患者做好术前准备,备齐用物		
	(2)胃肠镜检查治疗术后指导患者饮食注意事项,观察生命体征及出血情况		
	(3)慢性胃炎活动期避免服用阿司匹林、解热镇痛药、红霉素、泼尼松等药物		
	(4)消化道大出血患者应迅速建立两条静脉通道,遵医嘱及时补充血容量		
	(5)传染病患者做好隔离和防护,并保护患者隐私		
	3. 休息与卧位	现场查看,一项不符合扣2分	5
	(1)符合护理常规要求,患者卧位舒适、安全、无压疮等护理并发症		
	(2)根据病情指导患者休息与活动		
	4. 营养与饮食护理	询问患者及其家属,一项不符合扣2分	10
	(1)饮食有节制,不可进食过冷、过热、刺激或粗糙的食物等		
	(2)急性出血期禁食,出血停止后1～2d采用无渣饮食		
	(3)禁止饮用酒类及产氨、产气过多的粗糙饮食		
	(4)规律饮食,采用少食多餐,避免饮食过量,保证患者饮食新鲜、可口、含丰富维生素饮食		
	5. 用药护理	现场查看,一项不符合扣2分	10
	(1)药物剂量、方法、浓度、时间严格按照医嘱		
	(2)由于暴饮暴食、酗酒、不慎饮食引起的急性消化系统疾病暂禁食或清淡流质饮食,有脱水或电解质紊乱者应静脉补液和补充电解质		
	(3)有药物过敏史者有明显标识(一览表、床头卡、腕带、病历牌、门诊病历)		
	(4)腹痛患者遵医嘱使用解痉镇痛药和胃黏膜保护药等药物		
	6. 基础护理:患者"三短六洁"到位,床旁桌桌面、床单位整洁干净,无尿渍、血迹,床下、床旁无杂物	现场查看,一项不符合扣1分	5

（续　表）

评价指标	评价要点	评价方法	分值
住院期间护理（60分）	7. 护理安全：各种管道通畅，标识清楚，定期更换，妥善固定，摆放合理，引流量记录准确	现场查看，一项不符合扣1分	5
	8. 转运护送：特殊检查有宣教、有交班，危重患者及活动不便患者外出检查或转科有专人陪护，并准备相关抢救设备	现场查看，一项不符合扣1分	2
	9. 健康教育与沟通	现场查看，一项不符合扣1分	3
	(1)患者对疾病相关知识了解并能基本依从、合理饮食、正确用药等相关干预措施		
	(2)注意休息，适当锻炼，避免劳累、情绪激动及紧张		
	(3)患者及其家属认识责任护士、护士长，患者受到尊重，与护士建立良好护患关系，沟通有效		
出院护理（20分）	1. 责任护士根据医嘱通知患者或其家属	现场查看，询问患者或其家属，不符合不得分	2
	2. 告知出院手续办理流程及地点	询问患者或其家属，不符合不得分	2
	3. 做好出院宣教，发送出院健康宣教处方等资料	现场查看，一项不符合扣2分	4
	4. 做好出院预约，告知随访时间及咨询电话	电话回访核实，一项不符合扣1分	2
	5. 指导患者填写出院征求意见表	现场查看，不符合不得分	2
	6. 协助整理用物	现场查看，不符合不得分	2
	7. 整理护理用具(输液泵、监护仪、吸氧装置等)	现场查看，一项不符合扣1分	2
	8. 整理病历，完成出院患者护理文件书写	现场查看，不符合不得分	2
	9. 督促保洁员完成终末消毒处理工作，清洁床单位	现场查看，不符合不得分	2

满分：100分

备注：检查发现不符合质量标准的项目，在该项目后面打×，并注明原因，共抽查3名患者；

计算方法：护理质量合格率＝检查合格项目数/检查总项目数×100％

第五节　肿瘤内科护理质量评价标准

病区_____　时间_____　检查人_____　检查结果_____分

评价指标	评价要点	分值	评价方法	检查得分
入院护理（20分）	1. 主动热情接待患者 2. 讲解并签署入院须知 3. 护送患者到病房，安置舒适卧位	2 2 2	查看病历，不符合不得分	
	4. 责任护士自我介绍，介绍医师、护士长等相关人员 5. 介绍病区环境（物品放置、标本留置处、配餐间） 6. 向患者介绍呼叫铃和床边护栏、紧急呼吸器等设备的使用方法 7. 入院评估全面，准确使用评估工具，压疮、跌倒、坠床等高危患者有警示标识，宣教防护措施 8. 做好疼痛筛查，对癌痛患者建立《疼痛连续评估单》，并指导疼痛评估方法 9. 根据病情及医嘱进行饮食宣教，做好订餐工作	2 2 2 2 2 2	现场查看，询问患者，请患者复述，一项不符合扣1分	
	10. 做好"三短六洁"基础护理工作，着病号服	2	现场查看，一项不符合扣0.5分	
住院期间护理（65分）	1. 病情观察 (1)生命体征监测正确，及时报告并记录危急值 (2)掌握患者的诊断、症状、阳性体征等 (3)及时评估患者饮食、睡眠、心理、排泄等护理问题，有措施及记录	6	询问考核护士，一项不符合扣2分	
	2. 体位护理符合护理常规要求，化疗后恶心、呕吐患者，下肢水肿、癌症晚期胸闷气急患者，昏迷患者体位准确	3	现场查看，一项不符合扣1分	
	3. 营养与饮食护理 (1)化疗期间进食清淡、易消化饮食，少量多餐，不宜进食油腻、油炸、腌制食物 (2)适量补充新鲜蔬菜、水果，多饮水，每日1500ml～2000ml，增加含铁食物摄入，如红枣、黑木耳等 (3)有胸腔积液或腹水的患者：低盐饮食，增加优质蛋白质的摄入	6	询问患者，一项不符合扣1分	
	4. 用药护理 (1)有化疗药物配制、输注流程、化疗药物外溢处理流程 (2)保证化疗药物、靶向药物的准确应用，剂量、浓度、时间、方法、用药顺序严格按照用药规范 (3)静脉通路选择及维护方法、注射泵使用等符合规范要求，无化疗药物外渗 (4)药物过敏者有明显标识	10	现场查看，一项不符合扣2分	

（续　表）

评价指标	评价要点	分值	评价方法	检查得分
住院期间护理（65分）	5. 基础护理　患者"三短六洁"到位,床单位整洁	5	现场查看,一项不符合扣1分	
	6. 导管护理 (1)PICC、CVC、输液港等中心静脉导管维护、管理符合要求 (2)腹腔引流管、胸腔引流管、胃管、尿管等各种管道通畅,标识清楚,定期更换,妥善固定,摆放合理,引流量记录准确	6	现场查看,一项不符合扣1分	
	7. 心理护理　了解患者的心理变化,有相应干预措施	5	现场查看,一项不符合扣1分	
	8. 癌痛护理　疼痛评估、给药、观察、记录(全面、及时、动态、量化)符合规范	5	现场查看,一项不符合扣1分	
	9. 麻精药品、贵重特殊药品管理 (1)麻精药品做到"五专管理",数目相符,使用登记符合要求 (2)贵重特殊药品存放、标识符合要求,清点、交接,数目相符	5	现场查看,一项不符合扣1分	
	10. 职业防护配备生物安全柜(或化疗药物中心配制),化疗药物配制时防护措施正确、化疗药物污染后处理正确、化疗废弃物管理到位	5	现场查看,一项不符合扣1分	
	11. 患者转运　护送危重患者及活动不便患者外出检查或转科有专人陪护,并准备相关抢救设备	3	现场查看,一项不符合扣1分	
	12. 健康教育与沟通 (1)患者对疾病、化疗相关知识了解并能基本依从 (2)患者受到尊重和重视,与护士建立良好护患关系,沟通有效 (3)健康教育:包括合理饮食、心理指导、中心静脉置管的维护、化疗不良反应的预防和应对等相关干预措施	6	现场查看,请患者复述,一项不符合扣2分	

评价指标	评价要点	分值	评价方法	检查得分
出院护理（15分）	1. 责任护士根据医嘱及时通知患者或其家属	2	现场查看,询问患者家属,不符合不得分	
	2. 指导办理出院的相关流程	2	询问患者,不符合扣2分	
	3. 做好出院宣教(饮食、用药、休息、PICC维护、预防感染等),并给予书面指导	5	现场查看,询问患者,一项不符合扣1分	
	4. 告知随访、复诊时间及咨询电话	2	电话回访核实,一项不符合扣1分	
	5. 及时处理床单位,做好终末消毒处理工作	4	现场查看,一项不符合扣1分	

满分:100分

备注:检查发现不符合质量标准的项目,在该项目后面打×,并注明原因,共抽查3名患者;

计算方法:护理质量合格率＝检查合格项目数/检查总项目数×100%

第六节　神经内科护理质量评价标准

病区＿＿＿＿　时间＿＿＿＿　检查人＿＿＿＿　检查结果＿＿＿＿分

评价指标	检查内容及要求	考评方法	评分标准	扣分原因
入院护理（20分）	1. 责任护士主动热情接待患者,并做自我介绍	实地查看	2	
	2. 测量生命体征、测体重和身高	实地查看	2	
	3. 讲解并签署住院须知	查阅资料	2	
	4. 介绍主治医师、科主任、护士长、责任护士等相关人员	询问患者及其家属	2	
	5. 病区环境介绍(护士站、物品放置及标本留置处等)	询问患者及其家属	2	
	6. 向患者介绍床旁呼叫器、床档等病房设施的使用方法	询问患者及其家属	2	
	7. 向患者及其家属讲解探视、陪护制度	询问患者及其家属	2	
	8. 向患者介绍优质护理服务内容,告知并签字	查阅资料	2	
	9. 对患者进行入院评估,如有压疮、跌倒、坠床等高危患者应有警示标识,并建立高危随访记录单	查阅资料	2	
	10. 对患者进行营养风险筛查,根据医嘱做好订餐工作	查阅资料	2	

（续　表）

评价指标	检查内容及要求	考评方法	评分标准	扣分原因
住院期间护理（60分）	1. 基础护理			
	(1)根据患者护理等级做好基础护理		3	
	(2)床单位整洁，做好患者的"三短六洁"		3	
	(3)准确测量患者的生命体征，观察神志、瞳孔、肌力变化，及时记录危急值并汇报给医师。		3	
	(4)协助医师做好患者的神经系统的各项量表评分，如哇水试验、CPSS、LAPSS等		3	
	2. 休息与卧位			
	(1)根据病情及护理常规给予患者舒适卧位，预防压疮等并发症		3	
	(2)患者活动原则与病情、护理等级相符		3	
	3. 营养与饮食			
	(1)根据营养风险筛查结果，遵医嘱给予合理营养		2	
	(2)责任护士掌握患者进食情况，根据病情控制摄入量		2	
	(3)对不能经口进食的患者，遵医嘱给予鼻饲流质饮食		2	
	4. 用药护理	考核护士、查看相关记录、实地查看请患者复述、实地查看		
	(1)严格按照医嘱执行，用药及时准确		1	
	(2)使用血管活性药物与抗凝药物等特殊药物时能正确使用微量泵、输液泵，控制输液速度，使用期间严密观察，做好记录		1	
	(3)护士应掌握呼神经科常用药物的药理作用及不良反应		2	
	(4)药物过敏者有标识并有记录		1	
	5. 管道护理			
	(1)各种管路在位通畅、固定良好、标识清晰		1	
	(2)引流袋定期更换，观察引流液的颜色、性状及量并做好记录		1	
	(3)评估各种导管留置的必要性，及时拔管		2	
	6. 护理安全			
	(1)合理使用约束带，并签署知情同意书		3	
	(2)预防跌倒、预防猝死、防止坠床，绝对卧床者应告知注意事项		1	
	(3)床头安全警示标识与患者病情相符，患者及其家属掌握预防措施		1	
	(4)有非计划拔管风险评估，干预措施落实到位		1	
	7. 病情观察			
	(1)掌握患者"八知道"，密切观察患者生命体征、神志、瞳孔变化		1	
	(2)观察患者病情变化、临床症状、阳性体征、饮食、睡眠、排泄、心理等存在的护理问题，采取合理的护理措施		1	
	(3)准确记录危急值并及时向医师汇报，做好登记和治疗		1	

评价指标	检查内容及要求	考评方法	评分标准	扣分原因
住院期间护理（60分）	（4）急救物品处于完好备用状态,能熟练掌握各项急救仪器的使用,配合医师抢救		1	
	（5）熟练掌握心电监护、呼吸机等仪器的各种报警参数的意义及处理方法		1	
	（6）保持呼吸道通畅,协助患者有效咳嗽、排痰,观察痰液的性状、量及颜色,并做好记录		1	
	（7）护理记录:危重护理记录做到及时、准确、连续、真实、客观、完整		1	
	8. 专科护理　脑电图检查、肌电图检测、康复训练等按照常规护理方式进行护理		7	
	9. 转运及外出检查　危重患者应携带抢救物品并有医护人员陪同		2	
	10. 健康教育与沟通			
	（1）患者基本了解疾病相关知识,并能依从合理用药、饮食、活动等相关干预措施		2	
	（2）护患沟通有效、医患沟通有效		2	
	（3）做好心理护理		1	
出院护理（20分）	1. 责任护士根据医嘱通知患者及家属出院	出院电话回访-核实-实地查看查看相关记录	2	
	2. 责任护士给患者做好出院健康教育		2	
	3. 责任护士指导患者出院后饮食、服药及门诊复查时间		2	
	4. 出院带药的患者能说出药物使用方法及注意事项		2	
	5. 根据专科疾病制定出院后护理重点		2	
	6. 责任护士告知电话回访相关事宜		2	
	7. 向患者讲解办理出院手续流程、地点及复印病历相关事宜		2	
	8. 与转科护士做好患者、物品等交接,并填写转科交接单		2	
	9. 整理床单位及病房(监护仪、氧气装置、吸痰装置等)		2	
	10. 做好终末消毒处理工作并做好登记		2	

满分:100分

检查者:

检查时间:

第七节　肿瘤放射治疗科护理质量评价标准

病区_____　时间_____　检查人_____　检查结果_____分

评价指标	评价要点	分值	评价方法	检查得分
入院护理（20分）	1. 主动热情接待患者	2	现场查看,询问患者,不符合不得分	
	2. 讲解并签署入院须知	2	查看病历,不符合不得分	
	3. 护送患者到病房,安置舒适卧位	2	现场查看,不符合不得分	
	4. 责任护士自我介绍,介绍医师、护士长等相关人员	2	请患者复述,一项不符合扣1分	
	5. 介绍病区环境（物品放置、标本留置处、配餐间）	2	现场查看,询问患者或请患者复述,一项不符合扣1分	
	6. 向患者介绍呼叫铃和床边护栏、紧急呼吸器等设备的使用方法	2		
	7. 入院评估全面,准确使用评估工具,压疮、跌倒、坠床等高危患者有警示标识,宣教防护措施	2		
	8. 做好疼痛筛查,对癌痛患者建立《疼痛连续评估单》,并指导疼痛评估方法	2		
	9. 根据病情及医嘱进行饮食宣教,做好订餐工作	2		
	10. 做好"三短六洁"基础护理工作,着病号服	2	现场查看,一项不符合扣0.5分	
住院期间护理（65分）	1. 病情观察	6	考核护士、查看相关记录、现场查看,一项不符合扣2分	
	2. 生命体征监测正确,及时报告并记录危急值			
	3. 掌握患者的诊断、症状、阳性体征等			
	4. 及时评估患者饮食、睡眠、心理、排泄等护理问题,有措施及记录			
	5. 休息与卧位:符合护理常规要求	4	现场查看,一项不符合扣2分	
	6. 营养与饮食护理 (1)符合护理常规要求 (2)营养筛查及时、准确,干预措施落实	5	询问患者,查看记录,一项不符合扣2分	
	7. 用药护理 (1)输液工具选择正确,按要求使用专用的输液器 (2)保证化疗药物、靶向药物的准确应用,剂量、浓度、时间、方法、用药顺序严格按照用药规范 (3)药物不良反应观察及时、准确,干预措施落实 (4)输液泵、化疗泵、微量泵使用等符合规范 (5)药物过敏者标识清晰、准确	12	现场查看,一项不符合扣3分	

评价指标	评价要点	分值	评价方法	检查得分
住院期间护理（65 分）	8. 基础护理：患者"三短六洁"到位，床单位整洁；各种管道通畅，标识清楚，定期更换，妥善固定，摆放合理，引流量记录准确	10	现场查看，一项不符合扣 2 分	
	9. 放射治疗护理 (1)不良反应预防及护理措施到位 (2)皮肤黏膜护理措施落实 (3)掌握防护基本原则，内照射护理到位	6	现场查看，询问护士、查看记录，一项不符合扣 2 分	
	10. 癌痛护理 (1)评估准确、及时，按时、准确给药 (2)药物疗效及不良反应观察及时 (3)麻精药品做到"五专管理"，数目相符、使用登记符合要求	6	现场查看，询问患者、询问护士、查看记录，一项不符合扣 1 分	
	11. 职业防护 (1)化疗药物配置时防护措施正确、化疗药物污染后处理正确、化疗废弃物管理到位 (2)配备铅衣、铅围脖、铅围裙、个人剂量仪等	8	现场查看，一项不符合扣 2 分	
	12. 转运护送：危重患者及活动不便患者外出检查或转科有专人陪护，并准备相关抢救设备	3	现场查看，一项不符合扣 1 分	
	13. 健康教育与沟通 (1)一级预防(合理膳食、适量运动、戒烟限酒、心理平衡) (2)药物指导 (3)放疗部位皮肤黏膜护理 (4)自我防护 (5)康复指导	5	现场查看，询问患者及家属，一项不符合扣 1 分	
出院护理（15 分）	1. 责任护士根据医嘱及时通知患者或家属	2	现场查看，询问患者或家属，不符合不得分	
	2. 指导办理出院的相关流程	2	询问患者，不符合扣 2 分	
	3. 做好出院宣教(饮食、用药、休息、PICC 维护、预防感染等)，并给予书面指导	4	现场查看，询问患者，一项不符合扣 1 分	
	4. 指导做好皮肤黏膜护理，指导内照射患者(粒子置入患者等)防护原则，避免与孕妇、儿童接触	3		

（续 表）

评价指标	评价要点	分值	评价方法	检查得分
	5. 告知随访、复诊时间及咨询电话	2	电话回访核实,一项不符合扣 1 分	
	6. 及时处理床单位,做好终末消毒处理工作	2	现场查看,一项不符合扣 1 分	

满分:100 分

备注:检查发现不符合质量标准的项目,在该项目后面打×,并注明原因,共抽查 3 名患者;

计算方法:护理质量合格率＝检查合格项目数/检查总项目数×100％

第八节　肝胆外科护理质量评价标准

病区_____　时间_____　检查人_____　检查结果_____分

评价标准	评价要点	评价方法	分值
手术前护理(50 分)	1. 入院护理		
	(1)主动热情接待患者并做自我介绍	现场查看、询问患者,不符合不得分	0.5
	(2)护送患者到病床,安置舒适卧位	现场查看、询问患者,不符合不得分	0.5
	(3)解读并签署医患合约,填写住址和联系电话	现场查看、询问患者,不符合不得分	0.5
	(4)介绍管床医师、责任护士、护士长等相关人员	现场查看、询问患者,不符合不得分	1.5
	(5)病区环境介绍(物品放置、标本留置处等)	现场查看、询问患者,不符合不得分	0.5
	(6)根据病情及医嘱指导相关饮食,并联系营养科	现场查看、询问患者,不符合不得分	0.5
	(7)介绍呼叫铃、床栏等设备的使用方法	现场查看、询问患者,不符合不得分	0.5
	(8)向患者简单介绍所患疾病相关安全知识及注意事项	现场查看、询问患者,不符合不得分	0.5
	(9)向患者讲解病区规章制度、相关请假探陪制度	现场查看、询问患者,不符合不得分	2
	(10)入院评估有压疮、跌倒、坠床等高危者有警示标识	现场查看、询问患者,不符合不得分	2
	2. 病情观察		
	(1)生命体征监测	现场查看,不符合不得分	1
	(2)及时报告危急值,正确处理并记录	查看记录、考核护士,不符合不得分	1

评价标准	评价要点	评价方法	分值
手术前护理(50分)	(3)准确及时评估并掌握患者诊断、症状、阳性体征、饮食、睡眠、心理、康复的护理问题及措施要点	现场查看、查看记录、询问患者、考核护士,一项不符合扣0.5分	2
	3. 基础护理		
	(1)"三短六洁"符合要求	现场查看,一项不符合扣0.5分	3
	(2)病室整洁,物品摆放有序	现场查看,不符合不得分	1
	(3)床单位整齐、清洁,无污迹	现场查看,不符合不得分	1
	(4)腕带字迹清晰,内容正确、齐全	现场查看,不符合不得分	1
	4. 休息与卧位		
	(1)符合护理常规要求	现场查看、考核护士,不符合不得分	1
	(2)急诊患者卧床休息	现场查看,不符合不得分	1
	(3)休克患者取休克卧位	现场查看,不符合不得分	1
	5. 营养与饮食护理		
	(1)评估营养状况	现场查看、查看记录,不符合不得分	1
	(2)急诊手术(如幽门梗阻、肠梗阻)通知禁食	现场查看、询问患者,不符合不得分	1
	(3)饮食与患者病情及实际相符	现场查看、询问患者,不符合不得分	1
	6. 心理护理		
	(1)了解患者心理状态	现场查看、询问患者,不符合不得分	1
	(2)介绍同种疾病术后恢复良好的病例	现场查看、询问患者,不符合不得分	1
	7. 用药护理		
	(1)掌握本专科常用药物的作用及注意事项,如卢戈液的正确服用、血管活性药物要单独使用等	现场查看、查看记录、询问患者、考核护士,一项不符合扣0.5分	2
	(2)药物过敏者有明显标识并有记录	现场查看、询问患者,不符合不得分	2
	8. 专科检查及术前常规检查		
	(1)协助做好各项术前常规检查及特殊检查的指导并告知注意事项	现场查看、询问患者,不符合不得分	1
	(2)外出检查有工作人员陪同	现场查看、询问患者,不符合不得分	1
	(3)掌握患者异常检查结果并及时汇报给医师	现场查看、考核护士,不符合不得分	1
	9. 手术前健康指导		
	(1)呼吸道准备:吸烟者戒烟2周	现场查看、询问患者,不符合不得分	1
	(2)颈部手术者练习头颈过伸位	现场查看、询问患者,不符合不得分	1
	(3)介绍麻醉方式及配合方法	现场查看、询问患者,不符合不得分	1

（续　表）

评价标准	评价要点	评价方法	分值
手术前护理（50 分）	10. 手术前准备		
	（1）术前根据手术部位皮肤准备	现场查看,不符合不得分	1
	（2）肠道准备:肠道手术术前 3d 流质饮食,术前晚20:00 禁食,24:00 禁水	现场查看、查看记录、询问患者、考核护士,不符合不得分	2
	（3）泻药的使用:掌握服用方法及正确评价	现场查看、询问患者,不符合不得分	1
	11. 手术日准备		
	（1）术晨用乙醇消毒皮肤	现场查看,不符合不得分	1
	（2）取下义齿、首饰、眼镜等,更换清洁病员服,排空膀胱	现场查看、询问患者,不符合不得分	1
	（3）确认术前准备工作的完成情况	现场查看,不符合不得分	1
	（4）备好术中用药	现场查看,不符合不得分	1
	（5）物品准备(麻醉床、氧气、监护仪、呼吸机等)	现场查看,不符合不得分	1
	12. 手术患者交接		
	（1）核对患者、病历和腕带	现场查看,不符合不得分	1
	（2）核对术中带药及影像资料等	现场查看,不符合不得分	1
	（3）送患者入手术室,与手术室护士核对、交接患者、术中带药及影像资料等	现场查看,一项不符合扣 0.5 分	3
手术后护理（50 分）	1. 安全转运		
	（1）按要求做好术后患者回病室的准备	现场查看,不符合不得分	1
	（2）核对患者身份、病历、影像资料、药品,交接符合规范要求,做好保暖工作等,注意保护患者隐私,严防各类管道松脱、坠床等意外发生	现场查看,一项不符合扣 0.5 分	2
	（3）检查时患者能得到相应检查的指导,病情危重、特殊病情的患者有医护人员陪送	现场查看、询问患者,一项不符合扣 1 分	2
	2. 病情观察		
	（1）观察生命体征、伤口情况、引流管情况	现场查看、查看记录,一项符合扣 1 分	2
	（2）术后并发症的观察	现场查看、考核护士,一项符合扣 1 分	2
	（3）及时报告危急值,正确处理并记录	现场查看、考核护士,不符合不得分	1
	3. 管道护理		
	（1）各种管道通畅,标识清晰,固定合理	现场查看,一项不符合扣 1 分	2
	（2）记录引流液的颜色、性状和量	现场查看、查看记录,不符合不得分	2
	（3）造口患者能正确使用造口用具	现场查看、询问患者,不符合不得分	2

（续　表）

评价标准	评价要点	评价方法	分值
手术后护理（50分）	4. 疼痛护理		
	（1）评估疼痛程度，NRS评分	现场查看、询问患者、考核护士，不符合不得分	1
	（2）正确使用镇痛泵	现场查看，不符合不得分	2
	（3）舒适卧位	现场查看、询问患者，不符合不得分	1
	（4）必要时遵医嘱使用镇痛泵	现场查看，不符合不得分	1
	5. 休息与卧位		
	（1）根据麻醉及手术方式采取合适的卧位	现场查看、考核护士，不符合不得分	2
	（2）卧位舒适、安全，无压疮等护理并发症	现场查看、询问患者，一项不符合扣1分	2
	6. 营养与饮食护理		
	（1）遵医嘱给予饮食指导	现场查看、询问患者，不符合不得分	2
	（2）关注患者进食情况	现场查看、询问患者，不符合不得分	1
	7. 基础护理		
	（1）协助做好生活护理	现场查看、询问患者，不符合不得分	1
	（2）做到"三短六洁"	现场查看，不符合不得分	1
	（3）床单位整洁	现场查看，不符合不得分	1
	（4）注意安全，预防压疮、坠床、误吸等	现场查看，一项不符合扣1分	2
	8. 用药护理		
	（1）掌握本专科常用药物的作用及注意事项，如卢戈液的正确服用、血管活性药物要单独使用等	现场查看、查看记录、询问患者、考核护士，一项不符合扣1分	3
	（2）药物过敏者有明显标识并有记录	现场查看、询问患者，一项不符合扣1分	2
	9. 健康教育与沟通		
	（1）患者对疾病相关知识了解，并能基本依从合理饮食、用药等相关干预措施	现场查看、查看记录、询问患者、考核护士，一项不符合扣1分	2
	（2）患者认识责任护士、护士长，患者受到尊重，与护士建立良好护患关系，沟通有效	现场查看、询问患者，不符合不得分	1
	（3）术后活动相关知识，帮助患者恢复生活自理能力	现场查看、询问患者，不符合不得分	2
	10. 出院护理		
	（1）责任护士根据医师医嘱通知患者或其家属	现场查看、询问患者，不符合不得分	0.5
	（2）用药指导：抗凝药、降压药等按医嘱坚持按时、按量服药	现场查看、询问患者、考核护士，不符合不得分	1

评价标准	评价要点	评价方法	分值
手术后护理(50分)	(3)指导出院后的相关注意事项:饮食指导、卧位、休息、安全及自我防护等	现场查看、询问患者、考核护士,不符合不得分	1
	(4)指导患者填写出院征求意见表	现场查看、查看记录,不符合不得分	0.5
	(5)向患者、家属讲解办理出院手续及地点	现场查看、询问患者,不符合不得分	0.5
	(6)协助整理用物	现场查看,不符合不得分	0.5
	(7)告知随访时间及电话回访相关事宜	现场查看、询问患者,不符合不得分	0.5
	(8)整理病历,完成出院患者护理文件书写	现场查看、查看记录,不符合不得分	0.5
	(9)整理护理用具(监护仪、吸引器、氧气装置等)	现场查看,不符合不得分	1
	(10)准确及时清洁床单位,做好终末消毒处理工作	现场查看,不符合不得分	1

满分:100 分

备注:检查发现不符合质量标准的项目,在该项目后面打×,并注明原因,共抽查 3 名患者;

计算方法:护理质量合格率＝检查合格项目数/检查总项目数×100％

第九节　普通外科护理质量评价标准

病区_____　时间_____　检查人_____　检查结果_____分

评价指标	评价要点	评价标准	评分标准
入院护理(20分)	1. 责任护士主动热情接待患者	现场查看,不符合不得分	1
	2. 根据患者病情妥善安置患者于病床,并通知医师		1
	3. 责任护士自我介绍,并介绍主治医师、科室主任及护士长	请患者复述,一项错误酌情扣 0.5 分	1
	4. 病区环境介绍		1
	5. 测量患者生命体征、体重及身高(危重患者直接入病房),了解患者的主诉、症状、自理能力、心理状况,完善记录	查看病例,询问患者,一项不符合扣 1 分	4
	6. 根据病情及医嘱进行饮食指导		2
	7. 向患者介绍发生紧急状况时的呼叫设备及使用方法	请患者复述,一项错误扣 1 分	2
	8. 向患者介绍疾病相关知识及注意事项		2
	9 向患者讲解相关病区管理制度及探视制度		2
	10. 完善入院评估、压疮、跌倒、营养评估等,高危患者有警示标示	查看病历,一项不完整扣 1 分	4

（续　表）

评价指标	评价要点		评价标准	评分标准
住院期间护理（60分）	1. 责任护士对分管患者做到"八知道"（床号、姓名、诊断、病情、饮食、治疗、护理、心理状况）		一项不符合扣 2 分	5
	2. 护理人员熟练掌握本专科常见疾病护理常规		一项不符合扣 2 分	5
	3. 护理措施符合病情需要并落实到位		一项不符合扣 1 分	3
	4. 帮助患者制订合理的休息与活动计划，患者体位舒适与医嘱符合		做不到不得分	2
	5. 危重患者及活动不便患者外出检查或转科有专人陪护并备相关抢救设备		一项不符合扣 1 分	5
	术前护理	1. 术前指导：指导患者练习床上大小便、深呼吸、咳嗽、咳痰 2. 术前体位锻炼：甲状腺手术患者指导患者练习头颈过伸位 3. 术前准备：皮肤准备、胃肠道准备、术日晨准备（取下义齿、首饰、眼镜等，排空膀胱） 4. 术前宣教：术前禁食、水，心理护理	一项不符合扣 1 分	10
	手术当日护理	1. 手术当日准备：责任护士确认术前准备的完成情况（病历是否完善、术前材料准备是否齐全、患者术前准备是否完善等） 2. 核对患者、病历及腕带，与手术室护士交接	一项不符合扣 1 分	5
	术后护理	1. 体位与休息：根据麻醉方式决定术后体位，全身麻醉未清醒患者取去枕平卧位，头偏向一侧；硬膜外麻醉患者术后 6h 取去枕平卧位 2. 病情观察：术后根据病情给予心电监测及吸氧，密切监测生命体征变化，如有异常及时报告医师并给予处理，做好记录 3. 并发症的观察：甲状腺手术后严密观察有无出血、呼吸困难和窒息、喉上神经及喉返神经损伤、手足麻木、甲状腺危象等并发症发生；胃肠道手术后严密观察有无出血、吻合口瘘、肠梗阻、倾倒综合征等并发症发生；乳腺癌手术后观察有无出血、皮瓣坏死等并发症发生，出现异常及时报告医师给予处置，并做好记录 4. 管路护理：各种管道通畅，标识清楚，妥善固定，放置合理，更换及时，负压引流装置在有效负压范围内 5. 疼痛护理：了解疼痛的原因，采取相应的措施并观察效果 6. 用药护理：严格按照医嘱用药，观察药物不良反应，发现异常及时与医师沟通。药物过敏者有明显标识 7. 功能锻炼指导：乳腺患者术后指导患者循序渐进行患肢功能锻炼，每日 3～4 次，每次 20～30min 为宜。	一项不符合扣 1 分	25

（续　表）

评价指标	评价要点	评价标准	评分标准
应急能力 （10分）	1. 病区有专科疾病急救流程	查看资料，做不到不得分	5
	2. 每月有应急能力培训与考核		5
出院护理 （10分）	1. 出院指导有针对性，包括办理出院结账手续方法、出院后注意事项、休息与活动、服药和治疗、随诊与复诊等	现场查看，检查相关资料，一项做不到扣0.5分	2.5
	2. 听取患者住院期间的意见和建议		2.5
	3. 做好出院登记，完善出院护理记录，整理出院病历		2.5
	4. 床单位终末消毒工作完善，备用床干净、整洁		2.5

说明：甲状腺患者①术前体位锻炼：介绍体位锻炼的方法及重要性，督促患者循序渐进进行头颈过伸体位锻炼（肩下垫一软枕，头向后仰），直至坚持1h左右；②术后体位：麻醉清醒、生命体征平稳后，取半卧位休息，利于呼吸及引流；③术后饮食指导：术后6h进食少量温凉流质饮食，禁忌过热饮食，无不适逐渐过渡至正常饮食；④病情观察：给予持续心电监测及持续低流量吸氧，床旁备好气管切开包，密切观察生命体征及病情变化；⑤并发症观察及护理：呼吸困难和窒息、喉上神经和喉返神经损伤、手足麻木；⑥甲状腺危象：体温＞39℃、脉搏＞120次／分、大汗、烦躁

满分：100分

备注：检查发现不符合质量标准的项目，在该项目后面打×，并注明原因，共抽查3名患者；

计算方法：护理质量合格率＝检查合格项目数/检查总项目数×100％

第十节　骨科护理质量评价标准

床号_____　诊断_____　被查者_____　得分_____

评价指标	评价要点	评价方法	分值
入院护理（9分）	1. 主动热情接待患者并做自我介绍	现场查看，不符合扣2分	1
	2. 讲解并签署入院须知	查看资料，询问护士、患者，每一项不符合扣除相应分值	1
	3. 护送患者到病房，安置舒适体位		1
	4. 介绍管床医师、护士长等相关人员		1
	5. 病区环境介绍（物品放置、标本留置处等）		1
	6. 向患者介绍呼叫铃和床边护栏等设备的使用方法		1
	7. 向患者讲解相关请假陪探制度		1

（续　表）

评价指标		评价要点	评价方法	分值
		8. 向患者介绍相关疾病知识和治疗方法		1
		9. 评估有压疮、跌倒、坠床等高危患者有警示标识并讲解相关安全知识		1
住院护理（86分）	预防足下垂（5分）	1. 评估发生足下垂高风险患者：截瘫、腓总神经损伤、下肢牵引、下肢外固定制动患者	现场查看，一项不符合扣2分	1
		2. 教会患者及其家属正确使用抗足下垂的辅助用具		1
		3. 瘫痪、腓总神经损伤、足部不能背伸的患者卧床休息时保持足背伸90°中立位，在足部放置一个软垫，避免足跟悬空		1
		4. 指导督促牵引、下肢石膏固定患者主动练习踝泵运动		1
		5. 指导督促截瘫、腓总神经损伤、足部不能背伸的患者被动做从足踝关节到趾间关节的屈曲和伸展活动，并会使用防垂足板		1
	正确摆放体位（7分）	1. 髋关节疾病及股骨颈骨折患者：保持患肢外展15°～30°中立位	现场查看，一项不符合扣2分	1
		2. 脊髓损伤患者：屈曲型骨折者保持颈部过伸位；伸展型患者骨折保持颈部中立位		1
		3. 颈椎病患者：睡眠时头、颈、躯干处于水平位；平卧时枕高约10cm，侧卧时枕高同肩高	现场查看，一项不符合扣2分	2
		4. 胸、腰椎骨折患者：翻身时注意保持脊柱平直，轴线翻身		1
		5. 膝关节疾病患者：患侧膝屈曲15°～20°，膝下垫软枕		1
		6. 在病情允许下有计划指导个体化关节功能锻炼，避免或减少关节僵硬及肌肉萎缩的发生		1
		7. 四肢骨折内固定后或骨折未行外固定的患者摆放的体位建议取休息位：上肢-曲肩15°，屈肘90°，前臂旋前30°；下肢-曲髋屈膝15°～20°，髋外展15°。目的是使韧带及肌肉处于放松状态		1
	预防静脉栓塞（7分）	1. 掌握患者主要病情	询问护士，不掌握不得分	1
		2. 准确采用AUTAR DVT风险评分表评估有深静脉血栓发生风险的患者，对DVT易感因素的患者入院时或手术后评估1次，以后每周评估1次。对DVT高危组患者每天评估1次	查看资料，评估不到位扣除相应分值	1
		3. 有预防深静脉血栓的护理指引	现场查看资料，没有不得分	1

（续　表）

评价指标	评价要点	评价方法	分值
住院护理 （72 分）	4. 抬高患肢,肢体位置高于心脏水平 20～30cm,膝关节微屈 15°,腘窝处避免受压,活动踝关节 5. 肢体使用周期充气循环泵	现场查看,每一项不符合扣 2 分	1 1
	6. 患者掌握踝泵锻炼,饮水 2000ml/d。早期下床活动或离床坐	询问患者,患者不掌握扣 2 分	1
	7. 避免患肢静脉穿刺。鉴别外周循环情况	现场查看,不符合扣 2 分	1
保持有效牵引 （7 分）	1. 下肢牵引:抬高床尾 15°～30°;牵引绳与被牵引肢体的长轴一致 2. 颅骨牵引:去枕或根据医嘱颈背部垫薄枕,抬高床头 15～20cm。 3. 颅骨牵引:注意呼吸,翻身时保持头、颈、躯干成一直线 4. 患者掌握肢体功能锻炼方法	现场查看,每一项不符合扣 2 分	1 1 1 1
	5. 牵引重量不可随意加减 6. 牵引患者翻身前评估患者的状况,翻身前后确保位置固定及保持骨折线在解剖位置 7. 牵引期间,观察皮肤(尤其是骨突部位)有无压疮和任何神经方面的变化	询问患者,每一项不符合扣 2 分	1 1 1
髋关节置换术后护理 （10 分）	1. 搬运时:保持髋关节伸直、外展中立位 2. 卧位时:两腿间夹梯形枕或软枕,保持患肢 15° 外展位 3. 翻身时:严格保持患肢外展中立位,侧卧两腿中间摆放枕头,两腿不交叉放置 4. 躁动或谵妄患者根据医嘱给予约束带或安全背心或皮牵引制动 5. 及时给予疼痛评估、有效镇痛 6. 使用尿壶小便;使用康护垫大便或使用便盆时,患肢与便盆在同一水平线上 7. 离床时:患肢一侧先伸直离床 8. 离床坐,保持患肢与身体的角度＞90° 9. 从坐到站时,伸出患肢,用椅扶手撑起 10. 避免做的动作:不可蹲、不可交叉腿、不可弯腰拾物、不可坐矮凳或软沙发 11. 指导正确使用辅助器材:助行架、长杆辅助器或坐厕加高器 12. 防跌倒护理(使用防跌倒评估及措施单) 13. 出现异常情况时及时报告医师	现场查看,询问患者,每一项不符合扣除相应分值	1 1 1 0.5 1 0.5 0.5 0.5 0.5 0.5 1 1 1

(续　表)

评价指标		评价要点	评价方法	分值
住院护理 (72分)	断肢再植/皮瓣移植护理 (11分)	1. 评估断肢再植或皮瓣移植组织手术患者的血供情况,及时发现各种血管危象出现的征兆,并做好记录	现场查看、询问护士、查看记录,不符合扣除相应分值	3
		2. 环境管理:环境整洁,保持室温24～26℃,湿度50%～60%		1
		3. 体位管理:绝对卧床休息7d,避免再植肢体或组织受压、扭曲或牵拉		1
		4. 饮食指导:禁烟,避免喝咖啡、茶和可乐,进清淡、易消化饮食		1
		5. 正确使用患肢托架,患肢制动,抬高患肢高于心脏15～30cm		1
		6. 疼痛管理:做好疼痛评估,及时给予镇痛处理		2
		7. 严禁按摩与热敷患肢		2
	颈椎损伤或颈椎手术后护理 (14分)	1. 患者掌握深呼吸和咳嗽练习	现场查看、询问护士、查看记录,不符合扣除相应分值	1
		2. 绝对卧床,禁止转动头颈部(非截瘫患者肩以下部位可以活动),枕头两侧用沙袋固定,备氧气、气管切口包、吸痰装置		4
		3. 使用三人搬运法		4
		4. 密切观察呼吸。协助安全进食,防误吸		2
		5. 脊柱损伤者:严格轴线翻身,保持头、颈、肩、腰同一水平线上		2
		6. 颈椎损伤者:勿扭曲或旋转患者的头部		1
	石膏固定或外固定架护理 (15分)	1. 评估患者病情、意识状态、合作程度及局部皮肤情况	现场查看、询问护士、查看记录,不符合扣除相应分值	4
		2. 根据病情摆放正确体位		1
		3. 确保患者安全舒适,骨突部位做好保护		1
		4. 石膏未干之前禁止用手挤、捏、压		1
		5. 观察患肢的血液循环情况		2
		6. 外固定针眼处预防感染		4
		7. 预防并发症的发生		4
	正确使用助行器 (10分)	1. 使用前评估双上肢肌力达4级,双下肢肌力3级以上	现场查看、询问护士、患者,查看记录,不符合扣除相应分值	3
		2. 正确调整助行器高度(仰卧,测量尺骨茎突到足后跟距离加2.5cm;持助行器站立时肘轻屈30°)		2
		3. 协助、指导患者正确离床,关节置换术侧离床,骨折、截瘫等从健侧离床		2
		4. 教会患者正确使用助行器:步行前站立在助行器中间,双足尖与靠近肢体侧脚架在同一水平线上;行走时先向前移动助行器20cm,患肢先迈步,健肢跟上		3

评价指标	评价要点	评价方法	分值
出院指导(5分)	1. 责任护士根据医嘱通知患者和其家属	通过询问患者,不符合一项扣除相应分值	1
	2. 制订出院后功能锻炼计划,有效可行,患者能掌握		1
	3. 向患者讲解办理出院手续的流程		1
	4. 告知患者随访时间和电话回访的相关事宜		1
	5. 及时处理床单元,做好终末消毒工作	现场查看,不符合扣2分	1

注明:住院护理中,任选髋关节置换术后护理、断肢再植或皮瓣移植护理、颈椎损伤或颈椎手术后护理、石膏固定或外固定架护理、正确使用助行器其中的一项进行评价,骨科护理质量评价标准总共 100 分

满分:100 分

备注:检查发现不符合质量标准的项目,在该项目后面打×,并注明原因,共抽查 3 名患者;

计算方法:护理质量合格率＝检查合格项目数/检查总项目数×100%

附录 护理文书书写规范

各项记录均应准确、及时,一律用蓝黑墨水书写。措词简明、扼要,字迹端正清楚,容易辨认。保持整洁,不可涂改。必须逐页填全眉栏项目,署名处签全名。

一、体温记录单书写要求及规范

1. 电子体温单自动生成患者姓名、入院日期、病区、床位 ID 号、住院号。

2. 在 42～40℃,录入"入院""分娩""死亡"(两字之间不空格),跨两格划一竖线,时间一律用中文书写"×时×分"。

3. 在 42～41℃,录入"手术"(不写名称);"转科"(不注明科别);体温拒试应写"拒试";"出院"。

4. 记录方法

(1)在相应时间内准确录入体温、脉搏和呼吸数值。记录用阿拉伯数字,免记单位。

(2)呼吸:相邻的两处呼吸应上下错开记录。

(3)大便次数:每隔 24h(14:00 至次日 14:00)填写前 1d 的大便次数。如无大便,记"0";如系灌肠的大便次数,应于次数后加短斜线写 E,如 3/E 表示灌肠后大便 3 次;3/2E 表示灌肠 2 次后大便 3 次;1.2/E 表示灌肠前大便 1 次,灌肠后大便 2 次。人工肛门、大便失禁者录入"＊"。

(4)摄入液量、排出液量、尿量为 24h 总量,每日 7:00 将总结的数据录入在前 1d 位置处。

(5)空格:作机动用,记录痰量、引流液量、抽出液量、腹围等的数字,不作他用。液体以"ml"计数,长度以"cm"计数。记录项目多时在空格内用对角线分割,可记录 2 个项目。

(6)体重:以"kg"计数录入,凡因各种原因不能测体重者,此格记录"卧床",特殊情况下遵医嘱录入。每页体温单上(左侧第 1 行)要有 1 次体重记载。

(7)身高:入院时测量并录入,凡因各种原因不能测体重者,此格记录"卧床"。

(8)血压:入院当日、次日测血压或遵医嘱测量并录入 6:00 测试结果。每日测超过 2 次的血压,需记录在生命体征专用单或特护记录单内,不必记录在电子体温单内。

(9)手术后日数(含分娩日数):记1周即止,如系第2次手术后的第1天写成Ⅱ-1,第2天写成Ⅱ-2,依此类推。

(10)体温:按实际测量读数记录。体温<35℃,则于34～35℃用蓝笔写"不升"(两字之间不空格)。任何异常高的或低的体温,应重复测试,待肯定无误后记入,并立即报告护士长或医师。

(11)脉搏:按实际测量读数记录。使用心电监护的患者需测量脉搏数值并录入电子体温单。

二、医嘱本管理要求及规范

1. 医嘱处理

(1)所有医嘱医师必须在计算机中下达、执行。

(2)护士应随时进入工作站查阅有无新医嘱,医师下达即时执行医嘱后应提醒护士立即执行或在"医生说明"处标注"st"。

(3)已执行的医嘱自动转入"核对"栏内,每班护士必须核对上一班执行的医嘱并签名,复查当日医嘱。

(4)大夜班查对当日全部医嘱。

(5)护士长对所有医嘱每周总核对一次。必要时利用"医嘱信息"功能浏览、打印全病区当日或7d内任意下达的医嘱、每位患者的医嘱记录单或未停医嘱记录,便于了解和查对全病区或每位患者的治疗情况。

2. 审核医嘱

(1)护士执行医嘱前应查对医嘱格式、内容正确性及开始执行时间,区分临时医嘱、长期医嘱。

(2)临时医嘱(标注st)必须在下达医嘱15min内执行,要求先处置,后签名,如出现同一时间多组临时液体时,均按实际执行时间执行、录入。

(3)长期医嘱执行后,分类、打印出每位患者的各类治疗单、服药单、输液单等。

(4)每日晨7:00由办公护士打印处理当日医嘱。长期医嘱、临时医嘱分别打印,17:00至次日7:00医嘱由值班护士处理执行。

(5)医嘱及执行时间的写法:以24h计,如上午7时写作7:00,中午12时写作12:00,午夜12时写作24:00(因电脑系统问题只能默认为0:00),午夜12时1分则写作第2天的日期0:01。

(6)长期医嘱:当日7:00−10:00。医嘱转抄、校对后,办公护士以蓝黑水笔在前栏线右侧画对等勾。处理执行(各类治疗单、膳食单、护理单)后应以红笔在前栏线左侧画对等勾,并签全名和完成时间(要求统一签10:00)。主班(治疗班)护士查对后,在最后一条医嘱执行签名后查对一栏,用蓝黑水笔签全名。晚班和夜班分别查对后,在主班护士查对签名下空行内用红笔顺签全名。10:00后如再有长期医嘱,与临时医嘱一起打印在临时医嘱单上,处理方法同前。

(7)临时医嘱:当日7:00至次日7:00。医嘱转抄、校对后,办公护士以蓝黑水笔在前栏线右侧画对等勾。标注"st"的临时医嘱(有效期不超过24h)开出后必须在15min内执行;执行后,即用铅笔在前栏线左侧画对勾,并写上执行时间,执行者签全名。19:00由晚班护士查对以上医嘱,并用红笔在最后一条医嘱查对一栏下一行签全名,夜班护士查对以上医嘱,用红笔在晚班护士签名下一行签全名。

(8)作废医嘱:如有错误,不得随意涂改,可用红笔在原医嘱上写"作废"(必须压在字上,位置不作硬性规定,但要逐条处理),并由医师在"医生签名"栏内签全名。医嘱因故不再执行时,或拟行的手术、特殊检查如心导管、血管造影等包括几种操作的医嘱,如部分已执行,而另一部分需取消时,用红笔在未执行部分的医嘱上写"作废"二字,并由医生签全名。已执行的医嘱不得作废,必须停止医嘱或重开。

(9)备用医嘱:夜间的备用医嘱仅于夜间有效,如夜间未用时,次晨7:00取消,取消时在原医嘱上写"未用"二字,并在执行者栏内由夜班护士签名。白班的备用医嘱仅于白天有效,如白班未用时,至下午18:00取消,取消方法同夜班。备用医嘱执行后,须用铅笔画勾,注明时间并签名。尚未执行或需要在次日执行的医嘱,在医嘱左侧栏线内用铅笔画"△"记号,以免遗漏,执行后擦去,按临时医嘱处理。

(10)各种过敏试验医嘱,必须先按临时医嘱执行,待观察结果后在临时医嘱单此条医嘱上用蓝黑笔画括号,阳性用红笔在括号内注明"+",阴性用蓝黑笔在括号内写"-"。再将试验结果录入计算机并执行。阳性者应报告医师。

(11)手术后医嘱处理,按麻醉记录及其他执行单上的术后医嘱,由医师在计算机中下达后直接转抄于医嘱记录单及其他执行单上。

(12)遇有手术、分娩、转科或需要停止以前的一切医嘱等情况时,可由医师下达停止以上医嘱。

(13)医嘱本是医护人员使患者能取得具体医疗措施、共同执行的具有指令性的医疗文书,应由本科或本病区的经治医师或值班医师下达医嘱并签名,护士方可执行。科间会诊后应在会诊记录单中反映,再由本病区经治医师下达在医嘱本上。如遇有紧急手术等情况,会诊医师首先开转科医嘱,然后开出手术前医嘱,由原科护士执行。

(14)医嘱本应保持整洁、完整,用完后应保存3年,以备查考。

三、特别护理记录单书写要求及规范

1. 护理记录书写总体要求

（1）除 ICU 以外,均使用中央军委后勤保障部下发的书写版本。

（2）眉栏项目填写完整、正确、无空项。

（3）书写内容应当客观、真实、准确、完整,语句通畅,与医疗记录相关内容保持一致,不得有伪造。

（4）所有用药需书写全称,可用通用代码,但要整页统一。

（5）用蓝黑笔填写眉栏各空白项目,文字工整、字迹清晰。日间、夜间笔迹颜色统一。做 24h 数据总结,因病情变化需简要小结。

2. 护理记录要突出专科特点,记录时间应具体到分钟。

（1）护理记录由执行护理措施的护士签署全名,未取得护士执业资格的护士书写记录后,应由带教护士审阅、签署二人全名(带教护士/被带教者)。

（2）此种记录单为病重、病危、抢救、大手术后医嘱下达特级护理患者使用。首页开始,应简述病情或手术情况、经过的处理及效果。

（3）患者病情、体温、脉搏、呼吸、血压、出入液量、用药、治疗效果、病情变化与护理措施及护理评价,应记录完整、及时、准确,值班护士签全名。

（4）记录的时间,当日 7:00 至次日 7:00,记录用蓝黑水笔书写,各项生命体征及液量免记录单位名称。

（5）液体出入总量应于每日 7:00 时做 24h 总结,不足 24h 的按实际时间书写,根据病情需要做分类数据小结。24h 以内需数据小结,严格按医嘱执行。

（6）患者病故要有死亡小结。

3. 生命体征记录:详细、准确记录生命体征。重症监护病房、特级护理患者随病情变化情况随时记录,病情稳定至少 1h 记录 1 次。普通病房病重患者(无特级护理)病情出现变化时随时记录,病情稳定时至少 4h 记录 1 次。

4. 病情记录:病情变化记录内容包括患者意识、病情变化、各种仪器的设定参数或模式、各种管道及引流液性状、病情观察要点、护理措施。具体内容如下。

（1）患者主诉(不适、感觉)。

（2）护士所观察到病情变化、临床表现(如皮肤潮红、大汗、面色苍白)、心理及行为的改变及重要的异常实验室检查等。

（3）治疗、护理措施、护理效果等(如翻身、右侧卧位、皮肤完好无破损、阳性体征的治疗效果观察)。

（4）"管路护理"书写:该患者带有管路,则在该栏下方时间相对应处画"√",并在"病情观察及措施"处书写具体名称、位置、是否通畅。如无管路则该栏下方时间相对应处不做任何标注。

（5）"皮肤情况"书写：首次书写者在该栏下方时间相对应处写"完好"或"异常"。"异常"要在"病情观察及措施"处书写具体部位、大小、处理情况等。

四、护理记录单书写要求及规范

1. 新入院及转入患者，主要报告入院时间、主诉、病情、曾行何治疗、目前的病情、入院后给予何种处置，即刻给予的治疗护理及效果，入院当日各班次间要有连续记录。书写内容时不空格。

2. 一级护理的患者若病情稳定，每周要有至少 2 次的病情观察和护理记录；二级护理的患者每周要有至少一次的病情观察和护理记录。患者有病情变化要及时记录，归档前要有护士长签字。

3. 入院患者或当天转入患者护理记录单书写的时间根据工作量情况自行安排，最迟下班前总结一次。

4. 实行移动护士站的科室参照此规定实施。

5. 入院护理评估单（附表1）

附表 1　入院护理评估单

科室＿＿＿＿＿＿姓名＿＿＿＿＿床号＿＿＿＿＿＿性别＿＿＿＿＿＿年龄＿＿＿＿＿＿ ID 号＿＿＿＿＿＿

入院时间＿＿＿＿＿年＿＿＿＿＿月＿＿＿＿＿日　　　　　　入院方式：□步行　□扶杖　□轮椅　□平车

入院诊断：＿＿＿

既往病史：＿＿＿

药物过敏史：□无　□有＿＿＿＿＿＿＿＿＿＿＿＿联系电话＿＿＿＿＿＿＿＿＿＿＿＿＿＿＿

意识状况：□清醒　□嗜睡　□谵妄　□昏迷　□其他＿＿＿＿＿＿＿＿＿＿＿＿

睡　　眠：□良好　□差　□多梦　□早醒　□入睡困难

情绪情感：□正常　□情绪低落　□焦虑不安　□紧张恐惧　□自我评价低　□轻生念头

意志行为：□正常　□注意力不集中　□记忆力下降　□语言动作较少

疼痛程度：□无　□轻度　□中度　□重度　□剧烈　□无法忍受　　　　　疼痛评分＿＿＿＿＿＿

自理能力：□完全自理　□完全依赖　□部分依赖

消　　化：□正常　□呕吐　□其他＿＿＿＿＿＿＿＿＿＿＿＿＿＿＿＿

排尿情况：□正常　□多尿　□少尿　□尿失禁　□尿潴留　□留置导尿　□其他＿＿＿＿＿

排便情况：□正常　□便秘　□腹泻　□失禁　□其他

饮食情况：□普食　□半流　□流食　□糖尿病饮食　□禁食　□鼻饲　□其他

皮肤情况：□完整　□破损　□皮疹　□瘀斑　□出血点　□溃疡　□压疮　□水肿

　　　　　□其他＿＿＿＿＿＿＿＿＿＿＿＿＿＿＿＿＿＿＿＿＿＿＿＿＿＿

部位及面积＿＿

引流情况：□无　□有　部位＿＿＿＿＿＿＿＿＿＿＿＿＿＿＿＿＿＿＿＿＿＿＿＿＿

　　　　　评估日期＿＿＿＿＿＿＿＿＿评估护士＿＿＿＿＿＿＿＿＿护士长＿＿＿＿＿＿＿＿＿

（1）对所有入院患者进行入院评估并记录于入院护理评估单上,需在入院后 2h 内完成。

（2）入院护理评估单填写项目齐全,无缺项、漏项。记录及时、客观、准确,记录数据(如生命体征、既往史、过敏史、入院诊断)与医师记录相符。

（3）若患者评估时皮肤出现异常(如破损、皮疹、瘀斑、出血点、溃疡、压疮、水肿)等情况均记录部位和面积,并及时评估和填写《皮肤压疮评估告知书》(附表 2)《失禁性皮炎护理记录单》(附表 3)。

附表 2　皮肤压疮评估告知书

科室_____ 姓名_____ 性别_____ 年龄_____ ID 号_____ 诊断_____

一、患者皮肤压疮评估

日期	年龄≥70岁	极度肥胖/消瘦	营养			水肿	意识		体位		皮肤			排泄失禁	感觉丧失	瘫痪	肢体活动受限	重要脏器损害/衰竭	既往发生过压疮	总评分	评估人
			恶病质	低蛋白血症	糖尿病	中度/重度	淡漠/嗜睡	昏迷/躁动	强迫/被动	绝对制动	皮疹/皮肤病	局部红肿	已发生压疮								
分值	1	1/1	2	2	1	1/2	1/1	2/2	4/4	4	1/1	2	3	2	2	2	1	2/4	5		

附表 3　失禁性皮炎护理记录单

科室_____ 姓名_____ 性别_____ 年龄_____ ID 号_____ 诊断_____

一、患者会阴评估工具（PAT）

评估项目 ＼ 分值	1分	2分	3分
刺激物类型	成型的粪便或尿液	软便混合或未混合尿液	水样便或尿液
刺激时间	床单/尿布 Q8H	床单/尿布 Q4H	床单/尿布 Q2H
会阴皮肤状况	皮肤干净、完整	红斑、皮肤合并或不合并念珠菌感染	皮肤脱落、糜烂合并或不合并皮炎
影响因素:低蛋白、感染、鼻饲营养或其他	0～1 个影响因素	2 个影响因素	3 个以上影响因素

（4）有引流管患者记录部位及引流管名称。

（5）评估护士在记录单签名并记录评估日期,护士长在患者入院 24h 之内审阅并签名见附表 1。

（6）当患者转科时,由转出科室填写《患者转运交接单》(附表 4),转入科室护士在交接单上交接签名并重新进行入院评估。

附表4　患者转运交接单

日期/时间	出入科室	意识				心率	呼吸	血压	置管	皮肤		药物	影像片张（　）	腕带	病历	交接签名	护送人员签名	
		清醒	嗜睡	健忘	昏迷					压疮	其他	输液瓶					护（医）	转运者

1."置管"栏请填写编号：①吸氧管；②输液管；③胃管；④导尿管；⑤气管切开/插管；⑥胸腔引流管；⑦伤口引流管；⑧其他＿＿＿＿＿＿

2. 有压疮者压疮部位、面积、创面情况及"皮肤"其他情况直接记录于高危监控随访记录单

（7）对于患者意识不清、瘫痪、癌症晚期、长期卧床、营养不良、老年人≥70岁必须进行压疮、跌倒、坠床评估。对于高危人群必须定期随访，并直接记录于《高危监控随访记录单》（附表5），对于病重患者可直接记录于特护记录单上，无须重复记录。《高危监控随访记录单》每班次要交接，每日记录不少于2次。

附表5　高危监控随访记录单

科室＿＿＿＿＿　姓名＿＿＿＿＿　床号＿＿＿＿＿　性别＿＿＿＿＿　年龄＿＿＿＿＿　ID号＿＿＿＿＿

日期及时间	导管护理				跌倒/坠床护理	压疮护理						签名
	导管类型	在位	通畅	措施	措施	皮肤完整	创面情况	预报	带入	难免	措施	

备注：

1. 导管类别：Ⅰ类导管：①气管插管；②胸管；③头部引流管。Ⅱ类导管：①胸腔引流管；②T管；③Y型管；④负压引流管；⑤胃管；⑥深静脉置管；⑦尿管；⑧PICC；⑨其他

2. 导管护理措施：①告知；②宣教；③24h专人陪护；④安全警示；⑤使用约束带；⑥加强导管固定

3. 跌倒/坠床护理措施：①告知、签字；②宣教；③24h专人陪护；④安全警示；⑤两侧加床档；⑥加防滑鞋；⑦起床有人搀扶；⑧每班交接

4. 压疮护理措施：①气垫床；②局部减压；③海绵床垫；④翻身；⑤皮肤护理2～3次/日；⑥指甲剪平；⑦床单平整、干燥；⑧压疮贴换药；⑨局部换药

（8）疼痛评分≥2分的患者要及时记录《住院患者疼痛评估表》（附表6）。

患者签名_____

患者授权家属签名_____，与患者关系：_____电话：_____

经治医生_____责任护士签名_____签名时间_____年___月___

附表6 住院患者疼痛评估表

科室_____ 姓名_____ 床号_____ 性别_____ 年龄_____ ID号_____

程度症状 评分 日期 时间	无痛	轻度疼痛	中度疼痛	重度疼痛	剧烈疼痛	无法忍受	总分	护理措施	护士签名	护士长签名
		可忍受能正常生活睡眠	适度影响睡眠需要镇痛药	影响睡眠，需要麻醉镇痛药	影响睡眠较重伴有其他症状	严重影响睡眠伴有其他症状或被动体位				
	0	1～2	2～4	4～6	6～8	8～10				

护理措施:①协助采取舒适卧位②进行疼痛相关知识的健康宣教;③放松疗法;④分散注意力;⑤按摩止痛;⑥热敷止痛;⑦冷敷止痛;⑧压力止痛;⑨针灸;⑩宣教常用镇痛药物作用、副作用以及应对措施;⑪指导患者和其家属正确使用镇痛泵,告知其可能出现的副作用。**评估范围**:入院患者。**评估频次**:首次疼痛评估≤2分在患者入院评估单中记录;评分＞2分应用该表进行持续评估,并报告医师;疼痛评估3～4分,1/d;疼痛评分≥5分,2/d;连续24h评估≤2分停止评估;发生疼痛时立即评估。注:昏迷、麻醉未清醒、3岁患儿和认知障碍者不予疼痛评估

二、皮肤压疮危险等级评估(请用☑标识)

☐	无风险	无风险:评分为0分,皮肤情况好,营养状况好,能自行活动
☐	低风险	评分在0～5分,皮肤情况好,营养状况好,活动部分受限
☐	中风险	评分在5～10分,皮肤情况一般,营养状况一般,活动受限
☐	高风险	评分在11～17分,皮肤情况一般,营养状况差,活动受限
☐	极高风险	评分在18分以上,皮肤情况差、营养状况差、既往发生过压疮或现有压疮

注:皮肤压疮危险评估为"高风险"和"极高风险"等级的患者会发生"难免性压疮"。"难免性压疮"的发生概率＞90％。患者家属有义务协助护士做好皮肤的保护及采用相关护理处理措施。

三、压疮分类　　☐ 院外带入　　☐ 院内产生　　☐ 难免性压疮

四、皮肤情况及压疮发生部位(附表7)

附表7　皮肤情况及压疮发生部位

	1. 目前皮肤情况好,无异常					评估时间:	
☐	院外带入压疮	骶骨	髋骨	脊柱	肩胛	肘部	耳郭
		膝部	外踝	足跟	枕部	其他	评估时间:
☐	院内产生压疮	骶骨	髋骨	脊柱	肩胛	肘部	耳郭
		膝部	外踝	足跟	枕部	其他	评估时间:
☐	难免性压疮	骶骨	髋骨	脊柱	肩胛	肘部	耳郭
		膝部	外踝	足跟	枕部	其他	评估时间:

五、压疮分期(六期附表8)

评估时间:年 月 日

附表8 压疮分期

	疑是深部组织织损伤:深色皮肤看不见皮肤变红情况,潜在软组织受压
	淤血红润期:受压处皮肤出现压之不褪色的红色、皮肤完整
	炎性浸润期:受压的皮肤变成紫红色,并有水疱形成,无腐肉或淤伤
	浅部溃疡期:表皮水疱破裂,可见皮下脂肪组织,但未达骨、肌腱或肌肉
	深部溃疡期:伤口产生溃疡,并深及皮下组织、肌肉、骨骼及其他组织,坏死组织成黑色。常有潜行和窦道存在
	不可分期:全层皮肤缺失,被腐肉覆盖,去除腐肉或焦痂后才能界定压疮的阶段

六、压疮伤口描述(长×宽×深度)

1. 骶骨　　 2. 髋骨　　 3. 脊柱　　 4. 肩胛　　 5. 肘部　　 6. 膝部

7. 外踝　　 8. 足跟　　 9. 枕部　　 10. 耳郭　　 11. 其他_____

按照四分法 黑色组织_____%。黄色组织_____%,红色组织_____%

七、处理措施:

1. 机械清创——有出血的风险 (同意/拒绝) 签名_____

2. 化学自溶性清创——延迟愈合 (同意/拒绝) 签名_____

3. 局部换药——根据伤口渗液情况

4. 静脉运用抗生素——必要时使用

5. 转烧伤科治疗——必要时 (同意/拒绝) 签名_____

八、签署同意治疗书/拒绝治疗书

(1)责任护士已经告知我目前患者与压疮有关的病情、治疗方法、护理措施及应用的敷料情况。我了解并清楚知道压疮产生后治疗过程中的相关并发症和风险;我了解并清楚知道拒绝治疗可导致的不良后果。我决定**同意**责任护士根据压疮的进展采用针对性的治疗措施、护理措施及敷料。并承担治疗中所产生的一切费用。

患者签名_____

患者授权家属签名_____与患者关系_____电话_____

责任护士签名_____经治医生签名_____ 签名时间_____年____月___日

(2)责任护士已经告知我目前患者与压疮有关的病情、治疗方法、护理措施及应用的敷料情况。我了解并清楚知道压疮产生后治疗过程中的相关并发症和风险。我了解并清楚知道拒绝治疗可导致的不良后果。我决定 拒绝 责任护士根据压疮的进展采用的针对性的治疗措施、护理措施及敷料,并承担由此所导致的一切不良后果。

患者签名_____

患者授权家属签名_____与患者关系_____电话_____

责任护士签名_____经治医生签名_____ 签名时间_____年____月____日

二、PAT 危险等级评估(请用☑标识)

□ 无风险:评分为 0 分,皮肤情况好,营养状况好,能自行活动

□ 低风险:评分在 4～6 分,皮肤情况一般,营养状况一般,活动轻度受限

□ 高风险:评分在 7～12 分,皮肤情况差、营养状况差,活动严重受限

(总共 4～12 分,分数越高表示发生失禁性皮炎危害性越高,总分在 4～6 分属于低危害群,7～12 分属于高危险群)

三、皮肤状况评分工具(SAT 附表 9)

附表 9　皮肤状况评分工具

评估项目 ＼ 分值	0 分	1 分	2 分	3 分	4 分
皮肤破损范围	无	小范围(小于 20cm²)	中等范围(小于 20～50cm²)	大范围(大于 50cm²)	
皮肤发红	无发红	轻度发红(斑点外观不均匀)	中度发红(严重点状,但外观不均匀)	严重发红	
糜烂深度	无	轻度糜烂只侵犯表皮	轻度糜烂侵犯表皮及真皮,伴或不伴友少量渗液	表皮严重糜烂,中度侵犯到真皮层(少量或无渗出)	表皮及真皮严重糜烂,合并中等量渗出

四、SAT 危险等级评估(请用☑标识)

□ 无风险:评分为 0 分,皮肤情况好,营养状况好,能自行活动

□ 低风险:评分在 4～6 分,皮肤情况一般,营养状况一般,活动轻度受限

□ 高风险:评分在 7～12 分,皮肤情况差、营养状况差,活动严重受限

(总共 4～12 分,分数越高表示发生失禁性皮炎危害性越高,总分在 4～6 分属于低危害群,7～12 分属于高危险群)

五、发生部位(请用☑标识附图 1)

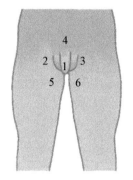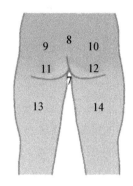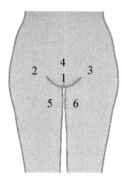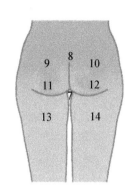

1. 生殖器(阴唇/阴囊)
2. 生殖器与大腿之间的右腹股沟褶皱(皱褶)
3. 左腹股沟褶皱(生殖器与大腿之间的皱褶)
4. 下腹部/耻骨弓
5. 右大腿内侧
6. 左大腿内侧
7. 肛周皮肤
8. 臀沟(臀部之间的皱褶)
9. 左上方臀部
10. 右上方臀部
11. 左下方臀部
12. 右下方臀部
13. 左大腿后部
14. 右大腿后部

附图 1 发生部位标识

六、处理措施:

1. 机械清创——有出血的风险 (同意/拒绝) 签名_____
2. 局部换药——根据伤口渗液情况
3. 静脉运用抗生素——必要时使用

七、签署同意治疗书/拒绝治疗书

(1)责任护士已经告知我目前患者与失禁性皮炎有关的病情、治疗方法、护理措施及应用的敷料情况。我了解并清楚知道失禁性皮炎治疗过程中的相关并发症和风险;我了解并清楚知道拒绝治疗可导致的不良后果。我决定**同意**责任护士根据失禁性皮炎的进展采用针对性的治疗措施、护理措施及敷料。并承担治疗中所产生的一切费用。

患者签名_____

患者授权家属签名_____,与患者关系:_____电话:_____

经治医生_____责任护士签名_____签名时间_____年___月___日

(2)责任护士已经告知我目前患者与失禁性皮炎有关的病情、治疗方法、护理措施及应用的敷料情况。我了解并清楚知道失禁性皮炎治疗过程中的相关并发症和风险。我了解并清楚知道拒绝治疗可导致的不良后果。我决定**拒绝**责任护士根据失禁性皮炎的进展采用的针对性的治疗措施、护理措施及敷料,并承担由此所导致的一切不良后果。

参 考 文 献

[1] 何国平.喻坚.实用护理学.北京:人民卫生出版社,2002.

[2] 吴欣娟.医院临床护理质量安全评审指南.北京:中国协和医科大学出版社,2004.

[3] 王海芳,眭文洁,毛荷芬.护理质量评价体系与考核标准.北京:清华大学出版社,2016.

[4] 陈赟,郭欣.医院护理质量关键指标筛选及评价的研究现状.中华护理杂志,2014,49(3):329-332.

[5] 孟宝珍.医院护理管理规范及质量考核标准.北京:化学工业出版社,2008.

[6] 丁淑珍,么莉.实用护理质量与风险管理.北京:中国协和医科大学出版社,2014.

[7] 李乐之,路潜.外科护理学.6版.北京:人民卫生出版社,2017.

[8] 朱建英,叶文琴.现代创伤骨科护理学.北京:人民军医出版社,2007.

[9] 高小雁,冯乐玲.骨科支具护理规范化操作.北京:北京大学医学出版社,2019.

[10] 范卉,徐中芹.基于"NPUAP2016版压力性损伤指南"的老年病人医疗器械相关性压力性损伤的护理实践.全科护理,2019,17(18):2237-2239.

[11] 唐雅君,胡颖洁.加强围术期护理干预对降低骨科手术患者压力性损伤发生率的效果观察.现代护理,2019,17(2):68-69.

[12] 蒋卫丽.Autar DVT量表在预防骨科手术病人深静脉血栓风险中的应用效果.现代护理,2018,16(11):1360-1362.

[13] 江蕙君.Autar量表在骨科下肢深静脉血栓形成风险分级评估中的应用.护理与康复,2018,17(1):49-50.

学习培训及学分申请办法

一、《国家级继续医学教育项目教材》经国家卫生和计划生育委员会（现更名为国家卫生健康委员会）科教司、全国继续医学教育委员会批准，由全国继续医学教育委员会、中华医学会联合主办，中华医学电子音像出版社编辑出版，面向全国医学领域不同学科、不同专业的临床医生，专门用于继续医学教育培训。

二、学员学习教材后，在规定时间（自出版日期起1年）内可向本教材编委会申请继续医学教育Ⅱ类学分证书，具体办法如下：

方法一：PC激活

1. 访问"中华医学教育在线"网站 cmeonline.cma-cmc.com.cn，注册、登录。

2. 点击首页右侧"图书答题"按钮，或个人中心"线下图书"按钮。

3. 刮开本书封底防伪标涂层，输入序号激活图书。

4. 在个人中心"我的课程"栏目下，找到本书，按步骤进行考核，成绩必须合格才能申请证书。

5. 在"我的课程"—"已经完成"，或"申请证书"栏目下，申请证书。

方法二：手机激活

1. 微信扫描二维码 关注"中华医学教育在线"官方微信并注册。

2. 点开个人中心"图书激活"，刮开本书封底防伪标涂层，输入序号激活图书。

3. 在个人中心"我的课程"栏目下，找到本书，按步骤进行考核，成绩必须合格才能申请证书。

4. 登录PC端网站，在"我的课程"—"已经完成"，或"申请证书"栏目下，申请证书。

三、证书查询

在PC端首页右上方帮助中心"查询证书"中输入姓名和课程名称进行查询。

《国家级继续医学教育项目教材》编委会